허리 좀 펴고 삽시다

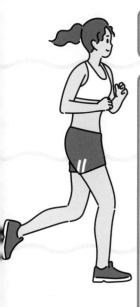

통증 없는 개운한 아침을 만드는 1분 체조

허리 좀 펴고 삽시다

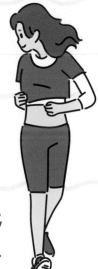

기쿠치 신이치 외 4인 지음 | 이지현 옮김

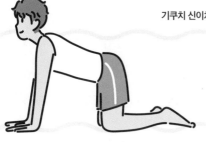

포레스트북스

—
—
—
—

들어가는 글

수술 없이도
튼튼한 허리를 만드는 1분 체조

"서 있으면 허리나 다리가 아파서 자꾸 주저앉는다."

"걷다 보면 종아리가 저려서 못 걷는다."

"발바닥 감각이 둔해져서 계단을 오르내릴 때 불안하다."

"빨간불로 바뀌기 전에 횡단보도를 건널 수 있을지 걱정된다."

"수술을 권유받았지만 수술을 할지 말지 고민된다."

"수술했는데 발바닥이나 엉덩이의 경련통이 가라앉지 않는다."

이 책을 펼친 분이라면 이와 같은 고민으로 힘들어하고 있을 것입니다. 이는 모두 '허리 척추관 협착증(이하 척추관 협착증)'의 전형적인 증상 및 고민입니다. 많은 환자분이 척추관 협착증은 수술하지 않으면 낫지 않는 병이라고 알고 있습니다. 의사조차 이렇게 생각하는 사람이 많죠. 과연 사실일까요?

물론 '마미'라는 신경이 강하게 압박되는 중증이라면 수술하지 않으면 좀처럼 호전되기 어려운 사례도 있습니다. 때로는 수술을 해도 기대한 만큼 개선되지 않는 사례도 있습니다. 이 때문에 척추관 협착증이 난치성 질환이라 여겨지는 것입니다.

하지만 신경 손상이 아직 가벼운 정도라면 수술하지 않고도 허리나 다리의 통증, 저린감, 간헐적 파행(한 번에 걸을 수 있는 거리가 짧아지는 증상) 등은 충분히 개선될 수 있습니다. 그러나 이 사실을 모르고 안정만 취하는 탓에 증상이 더욱 악화하는 분들이 굉장히 많습니다.

척추관 협착증으로 고민하는 분이라면 '운동 요법'으로 증상이 호전될 수 있다는 사실을 꼭 기억해주셨으면 좋겠습니다. 운동 요법은 허리 및 다리의 통증 완화, 신체 기능 개선에 큰 효과가 있다는 사실이 여러 연구를 통해 확인되었습니다. 또한, 일상적인 활동이나 삶의 질 향상에도 도움을 줍니다. 최근에는 전문의들 사이에서도 운동 요법을 특별히 주목하고 있습니다.

운동 요법으로 통증이 완화된 환자분의 사례를 한번 보실까요? 이와시타 다카히로 씨(가명, 65세)는 오른쪽 다리 통증과 몸의 힘이 빠지는 증상 때문에 장거리를 걷지 못하여 좋아하던 골프도 포기했습니다. 그러나 운동 요법으로 건강을 회복하고 두 달 후에는 다리 통증이 사라져서 40분 이상 걷게 되었고, 다시 골프를 칠 수 있게 되었습니다.

양쪽 다리가 아프고 저려 20~30분밖에 걷지 못했던 다나카 도미 씨(가명,

77세)도 척추를 안정시키고자 코어 근육을 강화하는 체조를 시작한 지 두 달 만에 쉬지 않고 20분 이상 걷게 되었고 수술을 하지 않아도 될 만큼 증상이 완화되었습니다.

이 책에서는 척추관 협착증의 치료, 특히 운동 요법에 정통하여 다양한 치료법을 연구하고 있는 의사들이 실제 임상 현장에서 치료에 활용하는 운동 요법을 소개합니다. 일상 속에서도 쉽게 익히고 실천할 수 있도록 체조 방법과 포인트, 기대 효과 등을 상세하고 친절하게 설명합니다. 모두 1세트당 1분 정도면 할 수 있는 간단한 체조이지만, 척추관 협착증의 고통스러운 증상 개선에 큰 도움을 줄 것입니다.

하지만 어떤 운동 요법이든 꾸준히 하는 것이 중요합니다. 체조 후 곧바로 증상이 호전되는 것을 느끼는 일도 있지만, 하루나 이틀 만에 중장기적인 개선을 기대하기는 어렵습니다. 그래서 이 책에서는 운동 요법을 작심삼일로 끝내지 않도록 모든 1분 체조를 일과에 적용하여 실천하기 쉽게 구성했습니다. 아침에 일어났을 때, 외출 전에, 외출 중에, 귀가 후에, 취침 전에 하면 좋은 체조를 소개하고 있으니, 이 체조들로 쾌적한 하루하루를 보내시기 바랍니다.

또 이 책에서는 모든 1분 체조 동작을 사진으로 상세히 소개합니다. 운동 요법에서는 아주 미세한 차이가 효과를 크게 좌우합니다. 체조의 중요 포인트를 짚어 어느 부위를 어떻게 움직이면 좋을지, 어디에 효과가 있는지를 스스로 의식하며 진행하는 것이 효과를 높이는 비결입니다.

모든 체조를 따라 해본 다음에, 증상이 호전되고 운동 기능 회복에 도움이 되는 1분 체조를 발견했다면 그 동작이 습관이 되도록 꾸준히 실천해보세요. 그러면 다리의 통증과 저린 느낌이 매일 조금씩 개선되어 걷거나 외출하는 데 자신감이 생기고, 마음 편하게 업무나 집안일을 할 수 있을 것입니다.

이 책을 읽고 한 사람이라도 더 많이 이 질환에 씩씩하게 맞서고 대처하는 힘을 기를 수 있다면 더할 나위 없이 기쁠 것입니다.

와세다대학 스포츠과학학술원 교수 겸 정형외과 전문의
가네오카 고지

차례

들어가는 글 › 수술 없이도 튼튼한 허리를 만드는 1분 체조 —— **04**

허리 통증, 도대체 원인이 무엇일까?
● 기쿠치 신이치

70세가 넘으면 둘 중 하나는 이 병을 앓는다 —— **17**
척추관 협착증이 생기는 대표적인 원인 —— **21**
어디가 아픈지 살피면 문제가 있는 신경이 보인다 —— **26**
의사도 활용하는 척추관 협착증 자가 진단표 —— **30**
아프면 쉬어야 한다? 아플수록 움직여야 한다 —— **35**
이런 증상이 보이면 서둘러 수술해야 한다 —— **37**
칼럼 › 척추관 협착증의 주요 증상 6가지 —— **40**

하루의 컨디션이 달라지는 아침 1분 체조
● 기쿠치 신이치

척추 스트레칭으로 뭉쳐 있는 근육을 풀어라 —— **45**
› 척추 스트레칭 ❶ 누워서 양 무릎 끌어안기 —— **47**
› 척추 스트레칭 ❷ 의자에 앉아 앞으로 숙이기 —— **49**

> 척추 스트레칭 ❸ 엎드려 한쪽 무릎 끌어안기 —— **50**
> 척추 스트레칭 ❹ 한쪽 무릎 세워 고관절 늘리기 —— **51**

외출 전에 하는 **척추관 확대 1분 체조**

● 가네오카 고지

많은 사람이 착각하고 있는 바른 자세의 정체 —— **55**
허리를 둥글게 말기만 해도 통증이 사라진다 —— **59**
> 척추관 확대 체조 ❶ 손 짚고 엎드리기 —— **61**
> 척추관 확대 체조 ❷ 허리로 바닥 밀기 —— **65**
치료 케이스 › 다리 통증으로 외출이 두렵던 환자, 수술 없이도 통증을 없애다 —— **69**
치료 케이스 › 통증 때문에 골프도 포기했던 환자, 건강과 취미 생활을 되찾다 —— **72**

외출 전에 하는 **코어 근육 강화 1분 체조**

● 가네오카 고지

허리를 바로 세우려면 코어 근육이 필요하다 —— **77**
> 코어 근육 강화 체조 ❶ 배 집어넣고 심호흡하기 —— **80**
> 코어 근육 강화 체조 ❷ 팔다리 교차 올리기 —— **82**

> 코어 근육 강화 체조 ❸ 브릿지 자세 ── 86

치료 케이스 › 10분도 걷지 못하던 80대 환자, 코어 근육을 만들어 20분 이상 걷다 ── 88

치료 케이스 › 수술할 용기가 없던 환자, 척추의 균형을 잡아 수술을 면하다 ── 91

Q&A › 이런 경우에도 1분 체조가 효과가 있을까요? ── 94

외출 중에 하는 허리 통증 완화 1분 체조

● 가네오카 고지

갑자기 통증이 찾아왔을 땐 골반을 움직여라 ── 99

> 골반 숙이기 체조 ❶ 서서 골반 살짝 숙이기 ── 102

간단한 체조 하나면 더 오래 걸을 수 있다 ── 104

> 골반 숙이기 체조 ❷ 앉아서 골반 살짝 숙이기 ── 105

사무실에서 하는 골격 바로 잡기 1분 체조

● 와타라이 고지

골격의 틀어짐을 바로잡아야 통증이 사라진다 ── 109

> 골격 바로잡기 체조 ❶ 엎드려 두 다리 흔들기 ── 112

> 골격 바로잡기 체조 ❷ 엎드려 한쪽 다리 흔들기 ── 114

척추, 골반, 고관절을 한번에 움직이는 운동 ── **116**

＞ 골격 바로잡기 체조 ❸ 엉금엉금 기어가기 ── **118**

＞ 골격 바로잡기 체조 ❹ 코너 스쿼트 ── **120**

제7장 집에서 하는 신경 압박 완화 1분 자세

● 기쿠치 신이치

외출 후 집에 왔다면 다리의 긴장부터 풀어라 ── **123**

＞ 신경 압박 완화 자세: 다리 쉬기 자세 ── **124**

제8장 자기 전 침대 위에서 하는 숙면 유도 1분 자세

● 기쿠치 신이치

몸의 피로를 풀고 편안한 숙면을 이끄는 자세 ── **129**

＞ 숙면을 위한 자세: 쿠션으로 자세 교정하기 ── **131**

제9장 이럴 땐 이렇게! 통증 부위별 1분 체조

● 요시하라 기요시

더 멀리 더 오래 걷고 싶다면 두 가지를 기억하라 —— 135

> 바르게 오래 걷는 법: 허벅지 올려 걷기 —— 138

> 바르게 휴식하는 법 ❶ 조금씩 끊어 쉬기 —— 140

> 바르게 휴식하는 법 ❷ 허리 말고 쭈그려 앉기 —— 141

허리 통증이 사라지는 고관절 사용법 —— 142

> 허리 통증 완화 체조 ❶ 사타구니 접기 —— 144

> 허리 통증 완화 체조 ❷ 다리 벌려 인사하기 —— 145

> 허리 통증 완화 체조 ❸ 허벅지 늘이기 —— 146

엉덩이와 허리가 아플 때 풀어줘야 하는 부위 —— 147

> 엉덩이&허벅지 통증 완화 체조 ❶ 다리 꼬아 당기기 —— 148

> 엉덩이&허벅지 통증 완화 체조 ❷ 발바닥 잡고 다리 펴기 —— 149

> 엉덩이&허벅지 통증 완화 체조 ❸ 테니스공 마사지 —— 150

종아리 통증과 장딴지근 경련에 효과적인 체조 —— 151

> 종아리 통증 완화 체조: 무릎 뒤 늘이기 —— 152

발바닥의 저린감이 바로 호전되는 '발 가위바위보' —— 153

> 발바닥 통증 완화 체조: 발 가위바위보 —— 155

칼럼 > 상체를 앞으로 숙일 때 반드시 주의할 점 —— 156

제10장 허리 통증을 없애는 **최신 치료법**

● 와타나베 고타

척추관 협착증의 약물 요법 —— 161
척추관 협착증의 물리치료 및 장비 요법 —— 165
효과는 빠르지만 지속력은 떨어지는 신경 주사 요법 —— 168
척추관을 넓혀 신경 압박을 완화하는 감압술 —— 171
흔들리는 요추를 완전히 고정시키는 고정술 —— 175

나가는 글 › 척추관 협착증, 수술만이 답이 아니다 —— 178

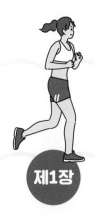

제1장

허리 통증,
도대체 원인이 무엇일까?

● 기쿠치 신이치 ●

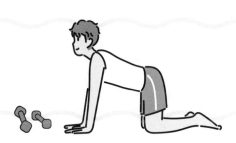

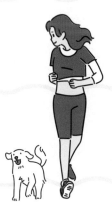

70세가 넘으면
둘 중 하나는 이 병을 앓는다

———•———

척추는 24개의 작은 척추뼈로 이루어져 있습니다. 척추뼈 중앙에는 척추공이라 불리는 구멍이 있는데 척추뼈가 겹겹이 쌓이면 이 구멍이 세로로 긴 터널 모양의 공간을 만듭니다. 이것이 '척추관'이며 척수와 마미, 신경근 등 중요한 신경이 지나는 통로가 됩니다.

척추관 협착증이란 요추(허리 부위에 있는 뼈)의 척추관이 여러 원인으로 좁아져, 척추관을 통과하는 신경이 강하게 압박되어 허리와 다리가 쑤시듯 아프고 저린 현상이 나타나는 질환입니다. 오랜 기간에 걸쳐 만성화되는 경우가 많습니다.

신경에는 혈관이 지나므로 신경이 압박되면 혈류 또한 막혀 산소나 영양소가 충분히 전달되기 어렵습니다. 그러면 신경 기능이 현저히 저하되어 강한 저린감, 냉증, 다리의 감각 이상(저리듯이 아프거나 무언가 달라붙은 듯한 느낌),

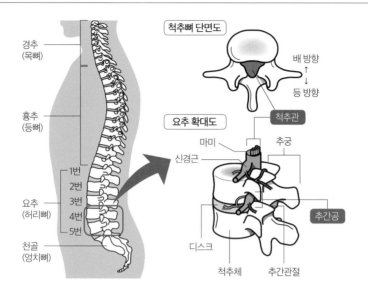

마비, 간헐적 파행 등의 증상이 나타납니다. 여기서 '간헐적 파행'이란 조금만 걸어도 통증 때문에 한 번에 걸을 수 있는 거리가 짧아지는 증상으로, 척추 질환의 가장 흔한 증상입니다.

척추관 협착증은 압박되는 신경에 따라 증상이 다릅니다만, 마미라 불리는 말초 신경 다발이 압박되면 배뇨 및 배변 장애, 생식기와 항문 사이 또는 엉덩이의 작열감(화끈거리며 타는 듯한 느낌) 등이 발생하기도 하는데 이 경우 서둘러 수술하여 치료하시기를 권합니다.

척추관 협착증의 추정 환자 수는 약 580만 명에 이른다고 보고됩니다. 또 최근 조사에 따르면 70세 이상 두 명 중 한 명이 척추관 협착증을 앓게 될 가능성이 있다고 밝혀졌습니다.

오늘날 척추관 협착증 환자 수가 해마다 늘어나는 원인은 크게 세 가지가 있습니다. 첫 번째 원인은 사회의 고령화입니다. 척추관 협착증이 발병하는 가장 큰 원인은 나이에 따른 척추의 변화입니다. 그러므로 사회가 고령화될수록 환자 수는 더 늘어날 것입니다. 실제로 후쿠시마현립의과대학에서 후쿠시마현 미나미아이즈군에 사는 남녀 1,862명을 대상으로 실시한 조사에서도 고령일수록 척추관 협착증을 앓게 될 확률이 높아진다는 결과가 보고되었습니다.

특히 여성은 남성보다 척추관이 좁고 근력이 약해 요추에 부담이 가해지기 쉬워 나이가 들수록 남성보다 척추관 협착증이 발생할 확률이 높아집니다. 또한, 중장년층의 여성은 골밀도가 저하되는 골다공증에 걸리기

> **척추관 협착증에 걸릴 확률**

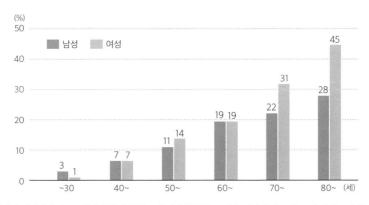

후쿠시마현 미나미아이즈군에서 척추관 협착증에 걸릴 확률을 조사한 결과에 따르면 40대에서는 남녀 모두 7%였으며, 60대가 되면 남녀 모두 19%로 상승했다. 70대에서는 남성 22%, 여성 31%, 80대에서는 남성 28%, 여성 45%가 척추관 협착증에 의한 허리 통증이나 좌골 신경통을 호소했다.

※ 출처: 『허리 척추관 협착증의 프라이머리 케어プライマリケアのための腰部脊柱管狭窄』(기쿠치 신이치 저, 의학저널사, 2005)

쉬워 퇴행성 척추 전방전위증(위 척추뼈가 아래 척추뼈보다 배 쪽으로 밀려나면서 허리 및 다리 통증을 일으키는 질환)을 유발하기도 합니다. 이들 모두 척추관 협착증을 일으키는 요인입니다.

두 번째 원인은 MRI(자기공명영상장치) 검사가 보급되어 척추관 협착증을 발견하기 쉬워졌다는 점입니다. 또한, 일본에서는 2011년에 척추관 협착증 진료 가이드라인이 발표되어 이전보다 증상 진단이 수월해졌다는 점도 척추관 협착증 환자가 급증한 이유 중의 하나라고 볼 수 있습니다.

세 번째 원인은 현대인의 생활 양식 변화로 허리에 가해진 부담이 축적되었기 때문입니다. 척추관 협착증뿐만 아니라 대부분의 허리 통증은 오랜 기간 반복적으로 허리에 부담이 가해져서 발생합니다. 컴퓨터로 업무를 하고, 스마트폰을 만지고, 자동차 운전을 하는 등 한 자세로 가만히 있는 시간이 늘어난 만큼 허리는 더 큰 부담을 안게 되었습니다.

이뿐만 아니라 농사일, 고령자 간호, 하역 작업 등의 중노동, 운동 부족 및 수면 부족, 편식, 흡연 등의 생활 습관도 척추관 협착증의 발병과 밀접한 관련이 있으며, 고혈압과 당뇨병 또한 척추관 협착증을 초래하는 위험 인자라는 연구 결과도 다수 보고되었습니다.

허리와 다리에 조금이라도 증상이 나타났다면 중장년이 되었을 때 척추관 협착증이 발병할 가능성이 있다는 겁니다. 일상생활을 전반적으로 되돌아보며 올바른 생활 습관을 만들고, 동시에 이 책을 참고하여 운동 습관을 만들어 척추관 협착증을 예방하거나 개선해봅시다.

척추관 협착증이 생기는 대표적인 원인

척추관 협착증은 요추를 구성하는 척추뼈, 디스크, 인대 등의 조직 변성이나 변형 등 다양한 요인이 복잡하게 얽혀 발생합니다.

① 인대의 비후

척추관 등 쪽의 황색인대(척추궁 사이를 위아래로 연결하는 인대)나 척추관 복부 쪽의 후종인대(척추뼈 사이를 세로로 잇는 인대)가 휘어져 두꺼워지면 척추관이나 추간공(척수로부터 신경근이 갈라져 나오는 부분)이 좁아져서 신경이 압박됩니다.

② 추간관절의 변성

척추뼈의 뒷부분에 있는 추간관절이 손상되면 척추관이나 추간공이 좁아져 자연스레 신경이 압박됩니다.

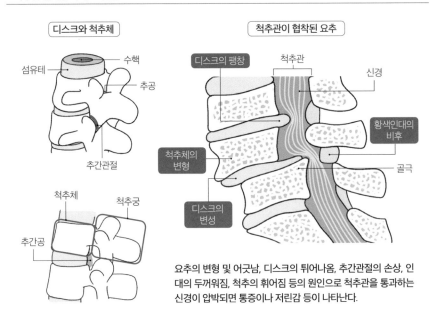

디스크와 척추체

척추관이 협착된 요추

요추의 변형 및 어긋남, 디스크의 튀어나옴, 추간관절의 손상, 인대의 두꺼워짐, 척추의 휘어짐 등의 원인으로 척추관을 통과하는 신경이 압박되면 통증이나 저린감 등이 나타난다.

③ 척추체의 변형

디스크의 위아래에 있는 척추체의 굽은 부분에 뼈가 가시처럼 튀어나오는 골극이 발생하는 경우가 있습니다. 골극이 척추관이나 추간공으로 비집고 나오면 신경을 압박하고 자극하므로 통증 및 저린감 등이 나타납니다.

> **골극**

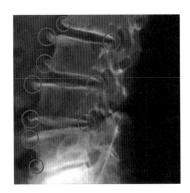

빨간 원으로 표시된 부분이 척추체에 발생한 골극이다.

④ 디스크의 변성과 팽창

디스크의 바깥쪽을 감싸는 섬유테라는 연골 조직이 손상되면 내부의 수핵이 빠져나와 디스크가 짓눌리거나 뒤쪽으로 부풀어 오릅니다. 그 결과, 척추관이나 추간공이 좁아져 신경이 압박됩니다.

위의 요인 ①~④ 중 몇 가지가 겹쳐 증상을 일으키는 것이 '변형성 요추증'입니다. 척추관 협착증의 발병 요인 중에 가장 대표적인 질환입니다. 이밖에도 척추 배열이 틀어지면서 척추관이 좁아지는 경우도 있는데, 대표 질환으로 다음 두 가지가 있습니다.

⑤ 척추전방전위증

척추뼈끼리 앞뒤로 어긋나며 척추관이나 추간공이 좁아져서 신경을 압박하는 질환으로 '퇴행성 척추전방전위증'과 '분리성 척추전방전위증'이 있습니다. 디스크가 느슨해지면서 요추가 미끄러져 어긋나는 퇴행성 척추전방전위증은 마미 증후군(방광이나 직장의 배뇨 및 배변 장애)을 초래하는 경우가 많고, 40세 이상 여성에게 많이 보이는 질환입니다. 분리성 척추전방전위증은 주로 운동 중에 척추궁에 균열이 생겨 척추뼈가 분리되어 미끄러지는 질환이며 다리에 통증을 일으키기 쉽고 비교적 젊은 층에서 많이 발생합니다.

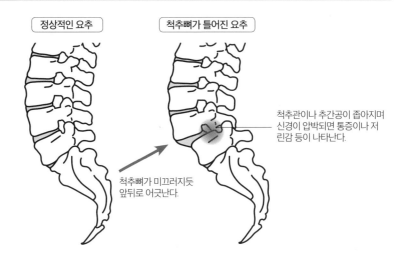

정상적인 요추

척추뼈가 틀어진 요추

척추관이나 추간공이 좁아지며 신경이 압박되면 통증이나 저린감 등이 나타난다.

척추뼈가 미끄러지듯 앞뒤로 어긋난다.

⑥ 퇴행성 척추측만증

척추측만증은 척추가 좌우로 굽거나 뒤틀려 척추관이나 추간공이 좁아지면서 신경이 압박되는 질환입니다.

척추측만증은 선천성 및 특발성 등 원인에 따라 종류가 나뉩니다. 퇴행성 척추측만증은 노화에 따라 디스크가 퇴행하고 느슨해져 요추가 뒤틀리듯이 가로 방향으로 휘면서 발생하는 질환입니다.

> **퇴행성 척추측만증**

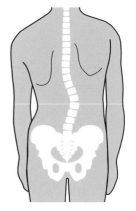

나이가 들면서 디스크가 퇴행하면 요추가 좌우로 굽고 뒤틀려 신경이 압박된다.

척추관 협착증은 주로 위와 같은 요인으로 발생한다고 보고됩니다. 단, 꼭 한 가지 요인만으로 발생하지는 않고 여러 요인이 한꺼번에 작용하는 경우가 대부분입니다.

게다가 척추관이 좁아진 부위가 한 곳뿐이라고는 장담할 수 없으며 사람에 따라 여러 군데가 협착되어 있기도 합니다. 척추관 협착증의 치료가 어려운 이유는 이처럼 여러 요인이 복합적으로 동시에 발생하기 때문입니다.

어디가 아픈지 살피면
문제가 있는 신경이 보인다

흉부에는 흉추 외에 늑골이 있는데, 허리에는 요추 외에는 뼈가 없습니다.
그러므로 앞뒤, 좌우로 움직이기 쉽고, 구부리거나 뒤트는 등의 움직임에
대응할 수 있는 유연한 구조입니다.

문제는 그렇기 때문에 요추에 더욱
부담이 과중된다는 점입니다. 움직
이기 쉬우므로 앉거나 짐을 들어 올
리는 등 일상적인 동작을 할 때마다
요추에 부담이 집중되기 쉽습니다.

　부담을 지탱하지 못해 요추가 어
긋나거나 노화로 척추뼈 사이를 잇
는 황색인대가 두꺼워지고, 또 디스

＞요추의 구조

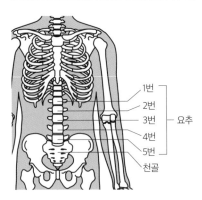

흉부에는 흉추 외에 늑골이 있지만, 허리에는 요추밖에 없으므로 부담이 가중되기 쉽다.

크가 짓눌려서 척추관 및 추간공으로 요추가 비집고 나오면, 그 안을 통과하는 신경이 압박됩니다.

이러한 구조적인 이유 때문에 척추관 협착증이 가장 발생하기 쉬운 부위는 요추 최하부에 해당하는 4번 요추와 5번 요추 사이입니다. 일어섰다 앉았다 하는 동안에 계속해서 상반신의 하중이 크게 가해지는 부위입니다.

어느 척추뼈에서 신경이 짓눌리고 있는지 알고 싶다면, 신체의 어느 부위에 통증 및 저린감, 마비 증상이 나타나는지를 살펴보면 됩니다. 예를 들어 엉덩이부터 허벅지, 정강이 바깥쪽, 엄지발가락에 걸쳐서 통증이 있는 경우에는 4번 요추와 5번 요추 사이에서 척추관의 협착이 일어나 5번 허리 신경이 압박되고 있음을 알 수 있습니다. 허벅지 뒤쪽부터 새끼발가락까지 통증이 있으며 까치발 서기가 어렵다면 5번 요추와 천골 사이에서 갈라져 나오는 1번 천골 신경이 압박되고 있을 가능성이 높습니다.

통증이나 저린감 등의 증상이 나타나는 영역을 어느 척추뼈에서 갈라져 나온 신경이 지배하는지를 나타낸 그림이 '피부분절dermatome'이라는 인체도입니다.

신경의 압박 부위와 증상이 나타나는 영역이 반드시 일치한다고 보기는 어렵지만, 피부분절을 보고 척추의 어느 부분에서 협착이 발생했는지를 추측하는 데 도움이 됩니다.

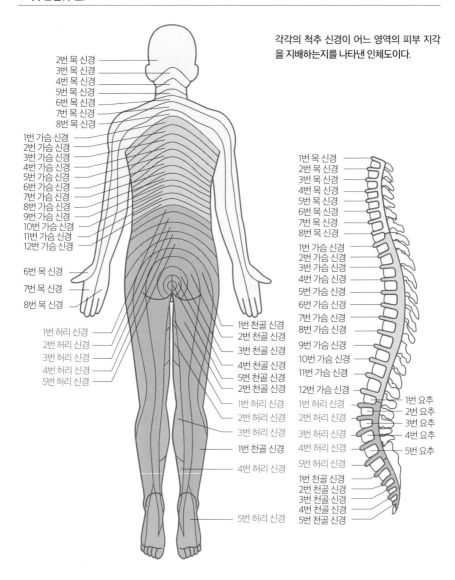

각각의 척추 신경이 어느 영역의 피부 지각을 지배하는지를 나타낸 인체도이다.

2번 목 신경
3번 목 신경
4번 목 신경
5번 목 신경
6번 목 신경
7번 목 신경
8번 목 신경

1번 가슴 신경
2번 가슴 신경
3번 가슴 신경
4번 가슴 신경
5번 가슴 신경
6번 가슴 신경
7번 가슴 신경
8번 가슴 신경
9번 가슴 신경
10번 가슴 신경
11번 가슴 신경
12번 가슴 신경

6번 목 신경
7번 목 신경
8번 목 신경

1번 허리 신경
2번 허리 신경
3번 허리 신경
4번 허리 신경
5번 허리 신경

1번 천골 신경
2번 천골 신경
3번 천골 신경
4번 천골 신경
5번 천골 신경
2번 천골 신경
1번 허리 신경
2번 허리 신경
3번 허리 신경
1번 천골 신경
4번 허리 신경
5번 허리 신경

1번 목 신경
2번 목 신경
3번 목 신경
4번 목 신경
5번 목 신경
6번 목 신경
7번 목 신경
8번 목 신경
1번 가슴 신경
2번 가슴 신경
3번 가슴 신경
4번 가슴 신경
5번 가슴 신경
6번 가슴 신경
7번 가슴 신경
8번 가슴 신경
9번 가슴 신경
10번 가슴 신경
11번 가슴 신경
12번 가슴 신경
1번 허리 신경
2번 허리 신경
3번 허리 신경
4번 허리 신경
5번 허리 신경
1번 천골 신경
2번 천골 신경
3번 천골 신경
4번 천골 신경
5번 천골 신경

1번 요추
2번 요추
3번 요추
4번 요추
5번 요추

4번 허리 신경은 4번 요추와 5번 요추 사이의 추간공에서 갈라져 나와 척추관을 지난다. 5번 허리 신경은 5번 요추와 천골 사이의 추간공에서 갈라져 나와 척추관을 지난다.

> 피부분절(전면)

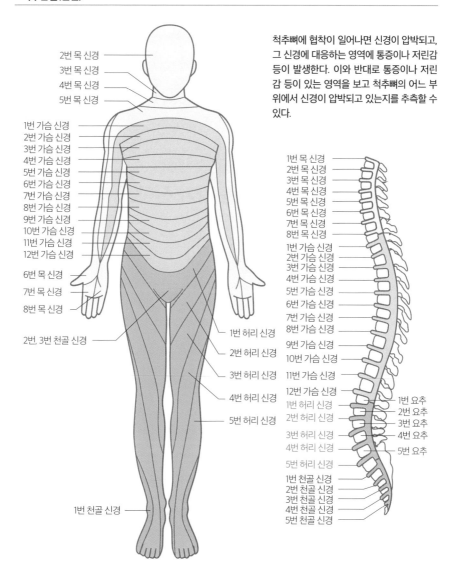

척추뼈에 협착이 일어나면 신경이 압박되고, 그 신경에 대응하는 영역에 통증이나 저린감 등이 발생한다. 이와 반대로 통증이나 저린 감 등이 있는 영역을 보고 척추뼈의 어느 부위에서 신경이 압박되고 있는지를 추측할 수 있다.

2번 목 신경
3번 목 신경
4번 목 신경
5번 목 신경

1번 가슴 신경
2번 가슴 신경
3번 가슴 신경
4번 가슴 신경
5번 가슴 신경
6번 가슴 신경
7번 가슴 신경
8번 가슴 신경
9번 가슴 신경
10번 가슴 신경
11번 가슴 신경
12번 가슴 신경

6번 목 신경
7번 목 신경
8번 목 신경

2번, 3번 천골 신경

1번 천골 신경

1번 허리 신경
2번 허리 신경
3번 허리 신경
4번 허리 신경
5번 허리 신경

1번 목 신경
2번 목 신경
3번 목 신경
4번 목 신경
5번 목 신경
6번 목 신경
7번 목 신경
8번 목 신경
1번 가슴 신경
2번 가슴 신경
3번 가슴 신경
4번 가슴 신경
5번 가슴 신경
6번 가슴 신경
7번 가슴 신경
8번 가슴 신경
9번 가슴 신경
10번 가슴 신경
11번 가슴 신경
12번 가슴 신경
1번 허리 신경
2번 허리 신경
3번 허리 신경
4번 허리 신경
5번 허리 신경
1번 천골 신경
2번 천골 신경
3번 천골 신경
4번 천골 신경
5번 천골 신경

1번 요추
2번 요추
3번 요추
4번 요추
5번 요추

4번 허리 신경은 4번 요추와 5번 요추 사이의 추간공에서 갈라져 나와 척추관을 지난다. 5번 허리 신경은 5번 요추와 천골 사이의 추간공에서 갈라져 나와 척추관을 지난다.

의사도 활용하는
척추관 협착증 자가 진단표

척추관 협착증인지 아닌지는 전문의라도 진단하기 어렵습니다. 허리나 다리에 통증 및 저린감이 느껴지더라도 허리디스크나 당뇨병성 신경장애와 구별하기 어렵기 때문입니다. 또 간헐적 파행은 말초동맥질환(PAD, 동맥경화로 혈관이 폐쇄되는 등 주로 다리에 증상이 나타나는 질환이며 폐쇄동맥경화증이라고도 부른다) 에서도 발생합니다.

이처럼 척추관 협착증은 진단이 어렵지만, 다음 장에 나오는 진단표 순서대로 체크해보면 누구나 척추관 협착증의 유무를 확인해볼 수 있습니다. 이 표는 정형외과 의사가 진단 시에 사용하는 '허리 척추관 협착증 진단 서포트 툴(일본 척추외과학회)'을 변형한 진단표입니다.

①~⑨번까지 답하여 점수를 매깁니다. ⑧번의 ATR(아킬레스건 반사 검사)과 ⑨번의 SLR(라세그 검사)은 가족이나 다른 이의 도움을 받아 검사하면 더욱

정확하게 확인할 수 있습니다. 합계 총점이 4점 이상이라면 척추관 협착증이 매우 의심되므로 서둘러 검진을 받으시길 바랍니다.

> **척추관 협착증의 유무를 알아보는 자가 진단표**

질문	배점	점수 기입란
❶ 연령	60세 미만 0점	
	60~70세 1점	
	71세 이상 2점	
❷ 당뇨병을 앓은 적이 있는가?	있음 0점	
	없음 1점	
❸ 간헐적 파행(한 번에 걸을 수 있는 거리가 짧아지는 증상)이 있는가?	있음 3점	
	없음 0점	
❹ 서 있으면 다리나 엉덩이 통증이 심해지는가?	그렇다 2점	
	아니다 0점	
❺ 상반신을 아래로 숙이면 다리나 엉덩이의 통증이 가벼워지는가?	그렇다 3점	
	아니다 0점	
❻ 몸을 앞으로 굽히면 다리나 엉덩이에 통증이 나타나는가?	그렇다 -1점	
	아니다 0점	
❼ 몸을 뒤로 젖히면 다리나 엉덩이에 통증이 나타나는가?	그렇다 1점	
	아니다 0점	
❽ ATR(아킬레스건 반사 검사)을 했을 때 반응의 저하 및 소실이 있는가?(다음 페이지 그림 참조)	있음 1점	
	없음 0점	
❾ SLR(라세그 검사) 결과는?(다음 페이지 그림 참조)	양성 -2점	
	음성 0점	

4점 이상이라면 척추관 협착증이 매우 의심된다.
※ 이 진단표는 어디까지나 참고용입니다. 확실한 진단을 위해서는 가까운 정형외과를 찾아주시길 바랍니다. 의료기관에서는 위 진단표 외에 ABI(상하지 혈류 검사)도 진행되어 더욱 정확히 판단할 수 있습니다.

합계

점

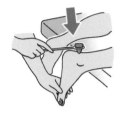

ATR(아킬레스건 반사 검사)

아킬레스건을 고무 재질 망치로 가볍게 두드려서 반사적으로 발끝이 움직이면 '반사 있음', 움직이지 않으면 '반사 없음'으로 본다.

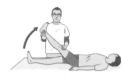

SLR(라세그 검사)

반듯이 누워 다리를 편 상태로 한쪽 다리를 바닥에서 30~60도 들어올렸을 때, 허리 및 다리에 통증이나 저린감이 있다면 '양성'으로 보며 허리디스크가 의심된다.

척추관 협착증은 압박되는 신경에 따라 신경근형, 마미형, 혼합형으로 나뉩니다. 앞의 자가 진단표에서 척추관 협착증이 매우 의심되는 사람은 다음 표에서 어느 유형에 해당하는지 확인해봅시다. ①~⑩번까지의 질문에 '네'라고 대답한 항목이 몇 개인지에 따라 유형을 추측할 수 있습니다.

> **척추관 협착증의 세 유형**

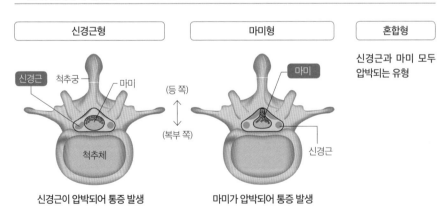

신경근형	마미형	혼합형

신경근과 마미 모두 압박되는 유형

신경근이 압박되어 통증 발생　　마미가 압박되어 통증 발생

※ 출처: '진단 서포트 툴 version 1.0(도호쿠 허리 척추관 협착증 연구회)'에서 인용 및 변형

> 척추관 협착증 유형을 알아보는 자가 진단표

질문('네' 또는 '아니요'에 체크)	네	아니요	①~④ 중 '네'의 개수
❶ 허벅지부터 종아리, 정강이까지 저리거나 아프다.			
❷ 저리거나 아픈 증상은 오래 걸으면 심해지고 쉬면 가라앉는다.			
❸ 잠깐 서 있기만 해도 허벅지부터 종아리, 정강이까지 저리거나 아프다.			
❹ 상반신을 아래로 숙이면 저리거나 아픈 증상이 완화된다.			

질문('네' 또는 '아니요'에 체크)	네	아니요	⑤~⑩ 중 '네'의 개수
❺ 저린감은 있으나 통증은 없다.			
❻ 두 다리 모두 저리거나 아프다.			
❼ 양쪽 발바닥에 저린감이 있다.			
❽ 엉덩이 주위에 저린감이 있다.			
❾ 엉덩이 주위가 화끈거린다.			
❿ 걸으면 소변이 나올 것 같다.			개

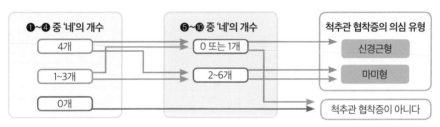

※ 이 진단표는 어디까지나 참고용입니다. 정확한 진단을 위해서는 가까운 정형외과를 찾아주시길 바랍니다.

① 신경근형

척수에서 좌우로 갈라져 나오는 신경의 뿌리 부분이 압박되는 유형입니다. 좌우 어느 한쪽의 신경근이 압박되어 한쪽에만 허리 통증이나 좌골 신경통, 다리 저림, 간헐적 파행 등의 증상이 나타나는 경우가 대부분입니다.

② 마미형

마미가 압박되는 유형으로 좌우 양쪽에 증상이 나타난다는 점이 특징입니다. 양쪽 엉덩이부터 다리까지 넓은 범위에 걸쳐 저린감, 냉증, 작열감, 발바닥의 감각 이상, 몸의 힘이 빠지는 느낌, 마비 증상, 간헐적 파행 등이 발생합니다. 마미형은 통증을 느끼지 않는다는 점이 특징인데, 악화하면 배뇨의 어려움, 잔뇨감, 빈뇨, 요실금, 변비 등의 배뇨 및 배변 장애, 생식기와 항문 사이의 화끈거림이나 남성의 경우에는 걷다가 음경이 발기하는 등의 증상도 보일 수 있습니다.

③ 혼합형

신경근형과 마미형이 혼합된 유형으로 두 유형의 증상이 모두 나타납니다.

아프면 쉬어야 한다?
아플수록 움직여야 한다

척추관 협착증을 개선하려면 조기 발견 및 조기 치료는 물론이거니와 생활 습관을 되돌아보며 운동 요법을 병행하는 셀프케어가 중요합니다. 과거에는 허리 통증이 있다고 하면 무엇보다도 안정을 취하는 것이 중요하다고 여겼습니다. 그러나 최근 연구에서는 강한 통증이 있는 경우를 제외하고 몸을 적극적으로 움직이는 편이 좋다고 보고되어 운동 요법의 중요성이 더욱 커지고 있습니다.

척추관 협착증의 경우에도 통증이나 저린감 등을 완화하는 효과를 기대할 수 있기에 전문의들 사이에서 점점 운동 요법을 권장하는 추세입니다. 게다가 운동 요법을 통하여 근력을 키우거나 비만을 예방하고, 골밀도를 높여 골절을 예방함으로써 ADL(일상생활의 기본적인 동작을 뜻하며, 환자의 수행 능력을 판단하는 척도다)을 개선하거나 QOL(삶의 질)을 높일 수 있습니다.

척추는 본래 완만한 S자 곡선을 그립니다. 오랜 세월 같은 자세와 같은 동작을 반복하다 보면 S자 곡선이 무너져서 요추에 부하가 걸리고, 조직이 퇴행하거나 변형되어 척추관 협착증을 초래합니다. 요추에 가해지는 부담이 큰 직업(농업 및 운송업 등), 장시간 계속 앉아 있는 직업(사무직 및 운전사 등)에 종사하는 사람은 척추관 협착증을 앓을 위험도가 비교적 높습니다. 예방을 위해서라도 운동으로 요추를 제자리로 돌리는 습관을 들여야 합니다.

또한 운동 요법으로 심리적 효과도 기대할 수 있습니다. 허리 통증에는 심리적인 문제도 깊이 관여하고 있습니다. 심각한 스트레스나 우울감이 허리 통증으로 이어질 가능성이 크다는 조사 결과가 있으며 운동 부족은 흡연, 수면 부족과 더불어 스트레스를 불러옵니다. 몸을 움직여서 기분 전환을 한다면 심리적으로도 좋은 영향을 받을 수 있을 것입니다.

단, 컨디션이 좋지 않거나 극심한 통증이 있을 때 또는 운동 때문에 통증이 더 심해질 때는 무리하지 마세요. 운동을 시작하는 데 불안한 점이 있다면 주치의와 상의하고 진행하세요.

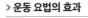
> **운동 요법의 효과**

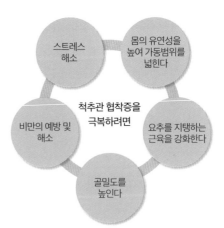

스트레스
해소

몸의 유연성을
높여 가동범위를
넓힌다

척추관 협착증을
극복하려면

비만의 예방 및
해소

요추를 지탱하는
근육을 강화한다

골밀도를
높인다

이런 증상이 보이면
서둘러 수술해야 한다

척추관 협착증은 서서히 진행되므로 갑작스레 통증이 나타나는 경우는 드뭅니다. 척추관 협착증 진단을 받았더라도 일찍 치료를 시작하여 운동 요법 등의 보존 요법을 병행하면 증상이 완화되는 사례도 많습니다. 그러나 보존 요법을 3~6개월 계속해도 통증이나 저린감, 간헐적 파행 등이 개선되지 않고 단층상 촬영 검사에서도 척추관의 협착이 또렷하게 확인된다면 수술을 검토해야 합니다.

또 마미형이나 혼합형 척추관 협착증으로 다리 마비, 배뇨 및 배변 장애 등의 증상을 보인다면 수술을 서둘러야 합니다. 중증의 신경 장애가 있는 경우, 약물 및 운동 요법 등의 보존 요법으로는 호전되기 어려우며 수술을 미루는 사이에 신경 손상이 진행되어 수술을 해도 저린감이나 요실금 등의 후유증이 남을 가능성이 크기 때문입니다.

그러므로 다음 증상이 나타난다면 되도록 서둘러 수술하시기를 권장합니다.

① 다리 마비 및 근력 저하

힘을 주려고 해도 발목부터 발끝까지의 부분을 들어 올릴 수 없어 축 늘어지는 '발 처짐' 증상이나 무릎을 펴지 못하는 등의 마비나 근력 저하 증상이 있는 경우.

② 배뇨 및 배변 장애

방광이나 직장에 이상이 생겨 배뇨의 어려움, 잔뇨감, 빈뇨, 요실금, 변비 등의 배뇨 및 배변 장애가 있는 경우.

③ 중증의 간헐적 파행

10~20미터도 한 번에 이어서 걷지 못하는 간헐적 파행을 보이며 일상생활에 지장을 초래하는 경우.

› 수술을 서둘러야 하는 주요 증상

**다리 마비 및
근력 저하**

'발 처짐' 증상이나 무릎을 펴지 못하는 등의
마비나 근력 저하 증상.

**배뇨 및
배변 장애**

배뇨의 어려움, 잔뇨감, 빈뇨, 요실금,
변비 등의 증상.

**중증
간헐적 파행**

10~20미터도 한 번에 이어서 걷지 못하는
간헐적 파행을 보이며 일상생활에 지장이 생긴다.

척추관 협착증의
주요 증상 6가지

① 간헐적 파행

척추관 협착증의 주요 증상이며, 걷는 도중에 허리부터 다리까지 통증이나 저린감이 나타나 일시적으로 걷지 못하게 되는 보행 장애입니다. 잠시 상반신을 앞으로 숙여서 쉬면 회복하여 다시 걸을 수 있습니다. 척추관 협착증 환자 60~80퍼센트에게 보이는 증상이며, 그중에는 50미터조차 한 번에 이어서 걸을 수 없는 사람도 많습니다.

② 허리 통증

움직이면 통증이 심해지고, 쉬면 통증이 가라앉는 것이 특징입니다. 격심한 통증보다는 묵직한 둔통을 느끼는 경우가 많습니다.

③ 다리 통증 및 좌골 신경통

엉덩이부터 허벅지 뒤쪽, 종아리, 발바닥 등에 걸쳐 강한 통증이 수반됩니다. 통증 부위는 사람마다 다양합니다.

④ 다리 저림 및 감각 이상

엉덩이부터 다리까지 저린감이 나타납니다. 냉증, 작열감(화끈거리며 타는 듯한 느낌), 경련, 압박감 외에 발바닥이 저린 느낌, 발바닥 피부가 두꺼워진 듯한 감각이 발생합니다.

⑤ 다리의 힘이 풀리는 느낌 및 마비

'다리에 힘을 줄 수 없다', '발끝을 들어 올릴 수 없다', '슬리퍼가 자주 벗겨진다', '계단이나 문턱에 자꾸 발이 걸린다' 등의 증상이 나타납니다.

⑥ 배뇨 및 배변 장애

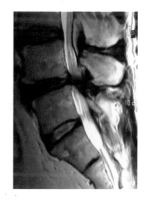

'소변이 끝까지 안 나온다', '요의(소변이 마려운 느낌)를 자주 느낀다', '요의가 또렷하지 않다', '배변 후 뒤처리할 때 감각이 없다', '생식기와 항문 사이가 화끈거린다' 등의 증상이 나타나며, 걷다가 소변이나 대변이 새거나 남성의 경우 음경이 발기하는 증상을 보이기도 합니다.

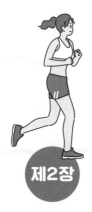

제2장

하루의 컨디션이 달라지는
아침 1분 체조

● 기쿠치 신이치 ●

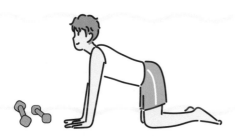

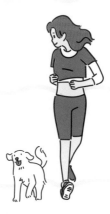

척추 스트레칭으로
뭉쳐 있는 근육을 풀어라

척추관 협착증 때문에 늘 허리와 다리가 아프고 저려 집에 틀어박힌 채 몸을 움직이지 않는 사람이 많습니다. 그러나 아프고 저린 몸을 그대로 방치하면 허리와 다리의 근력 및 몸의 유연성이 점차 줄어들어 신체 기능이 떨어지는 것은 물론이고, 기력마저 쇠약해져 중요한 ADL 및 QOL 지수도 함께 저하됩니다.

최근 척추 전문의들 사이에서 뛰어난 효과를 인정받고 있는 것이 바로 운동 요법입니다. 이미 여러 연구를 통하여 운동 요법은 척추관 협착증의 통증을 경감하고 ADL 및 QOL 지수를 개선하는 데 도움이 된다고 밝혀졌습니다.

가장 먼저 소개하고 싶은 체조는 기상 직후에 하는 '척추 스트레칭'입니다. 수면 중에는 몸을 그다지 움직이지 않기 때문에 아침에는 아무래도 근육과 관절이 경직되어 있기 마련입니다. 특히 척추 주변 근육과 관절이 뭉쳐 있으면 몸을 일으키거나 걷는 동작이 힘겹게 느껴지는 법입니다. 또 상반신과 하반신을 잇는 코어 근육(심부 근육 또는 체간근)인 엉덩허리근(엉덩근과 큰허리근을 일컫는 근육)이 약해지면 한 자세를 유지하거나 허벅지를 들어 올려서 걷는 동작이 힘들어집니다.

그러니 오늘부터 척추 주변 근육을 유연하게 만드는 '등허리근(등부터 허리, 엉덩이까지 이르는 근육) 스트레칭'과 허리와 다리 사이의 엉덩허리근을 풀어주는 '엉덩허리근 스트레칭'으로 하루를 열어봅시다.

척추 스트레칭을 하면 등과 허리 근육이 시원하게 이완되어 산뜻한 아침을 맞이할 수 있습니다. 등과 허리 주변의 묵직함이 해소되어 바른 자세로 척추를 세우기 쉬워지고 몸을 일으키거나 앉았다 일어서는 동작도 가뿐해질 것입니다. 또 척추 주변 근육을 풀어주면 요추의 척추관이나 추간공이 늘어나서 신경을 압박하던 통증도 완화되어 걷거나 계속 서 있는 동작도 편해질 것입니다.

척추 스트레칭을 하는 것과 안 하는 것의 차이는 아주 큽니다. 모두 1분 만에 할 수 있는 쉬운 체조입니다. 지금부터 소개해드리는 스트레칭으로 아침을 열어보세요.

척추 스트레칭 ①
누워서 양 무릎 끌어안기

1세트 → 1분 동안 ❶~❷ 3회 반복 목표 → 하루에 2~3세트

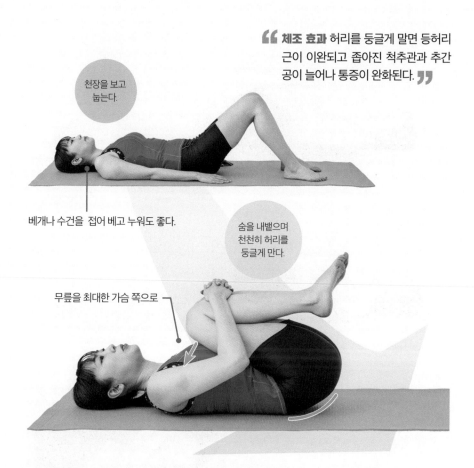

❝ **체조 효과** 허리를 둥글게 말면 등허리 근이 이완되고 좁아진 척추관과 추간공이 늘어나 통증이 완화된다. ❞

천장을 보고 눕는다.

베개나 수건을 접어 베고 누워도 좋다.

숨을 내뱉으며 천천히 허리를 둥글게 만다.

무릎을 최대한 가슴 쪽으로

❶ 무릎을 세우고 바르게 누워 양발을 바닥에 붙인다.
❷ 양손으로 무릎을 끌어안고 천천히 가슴 쪽으로 잡아당겨 엉덩이가 뜰 정도로 허리를 둥글게 만다. 이 자세를 10초간 유지하고 ❶번 자세로 돌아가 10초 쉰다.

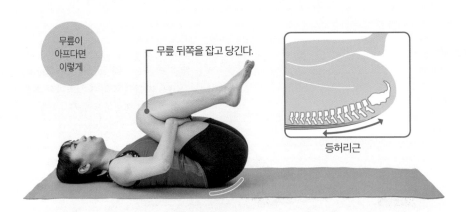

무릎이
아프다면
이렇게

무릎 뒤쪽을 잡고 당긴다.

등허리근

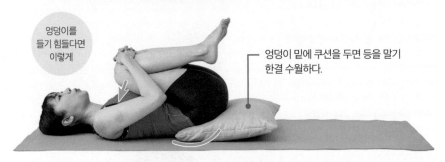

엉덩이를
들기 힘들다면
이렇게

엉덩이 밑에 쿠션을 두면 등을 말기
한결 수월하다.

아픈 쪽이 위로 가게 누워 끌어안는다.

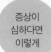

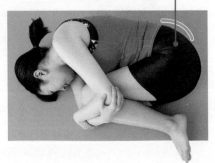

증상이
심하다면
이렇게

척추 스트레칭 ❷
의자에 앉아 앞으로 숙이기

1세트 → 1분 동안 ❶~❸ 3회 반복   목표 → 하루에 2~3세트

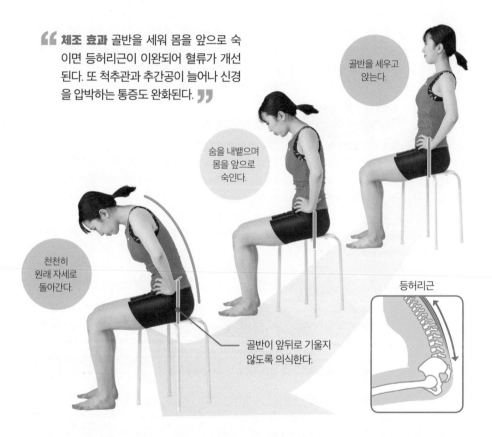

❝ 체조 효과 골반을 세워 몸을 앞으로 숙이면 등허리근이 이완되어 혈류가 개선된다. 또 척추관과 추간공이 늘어나 신경을 압박하는 통증도 완화된다. **❞**

골반을 세우고 앉는다.

숨을 내뱉으며 몸을 앞으로 숙인다.

천천히 원래 자세로 돌아간다.

골반이 앞뒤로 기울지 않도록 의식한다.

등허리근

❶ 의자에 앉아 허리에 손을 얹는다. 골반을 바르게 세운다.

❷ 입으로 숨을 내뱉으며 배를 집어넣고 골반을 세운 채로 10초 동안 천천히 몸을 앞으로 숙인다.

❸ 시선이 배꼽에 닿으면 다시 10초 동안 천천히 코로 숨을 들이쉬며 ❶번 자세로 돌아온다.

엎드려 한쪽 무릎 끌어안기

1세트 → 1분 동안 ❶~❷ 좌우 3회씩   목표 → 하루에 2~3세트

❝ **체조 효과** 척추와 하반신을 잇는 엉덩허리근이 이완되어 허리와 다리가 유연해진다. ❞

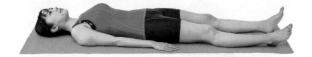

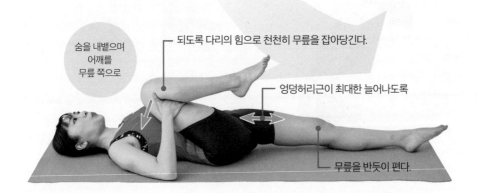

숨을 내뱉으며 어깨를 무릎 쪽으로

되도록 다리의 힘으로 천천히 무릎을 잡아당긴다.

엉덩허리근이 최대한 늘어나도록

무릎을 반듯이 편다.

❶ 천장을 보고 눕는다.

❷ 양손으로 한쪽 무릎 뒤를 잡고, 숨을 내뱉으며 가슴 쪽으로 무릎을 천천히 잡아당겨 엉덩허리근이 늘어나는 것을 느낀다. 자세를 10초간 유지하고 ❶번 자세로 돌아가 10초 쉰다.

❸ ❶~❷번을 3회 반복한 후, 반대쪽 다리도 마찬가지로 진행한다.

한쪽 무릎 세워 고관절 늘리기

1세트 → 1분 동안 ❶~❷ 좌우 3회씩   목표 → 하루에 2~3세트

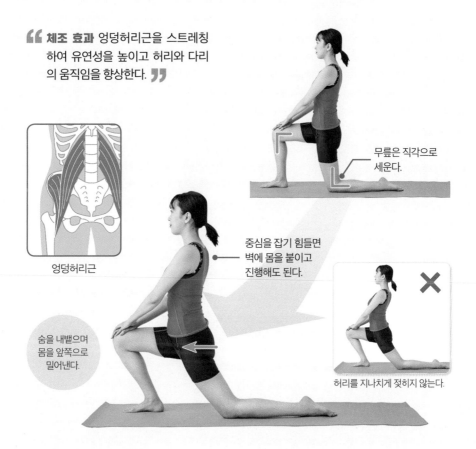

" **체조 효과** 엉덩허리근을 스트레칭하여 유연성을 높이고 허리와 다리의 움직임을 향상한다. "

엉덩허리근

무릎은 직각으로 세운다.

중심을 잡기 힘들면 벽에 몸을 붙이고 진행해도 된다.

숨을 내뱉으며 몸을 앞쪽으로 밀어낸다.

✕

허리를 지나치게 젖히지 않는다.

❶ 한쪽 무릎으로 선다.

❷ 숨을 내뱉으며 허리를 앞쪽으로 밀어낸다. 아랫배부터 허벅지의 앞면이 늘어나도록 의식하며 그대로 10초간 유지한다. ❶번 자세로 돌아가 10초 쉰다.

❸ ❶~❷번을 3회 반복한 후, 반대쪽 다리도 마찬가지로 진행한다.

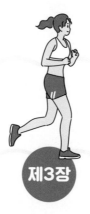

제3장

외출 전에 하는
척추관 확대 1분 체조

● 가네오카 고지 ●

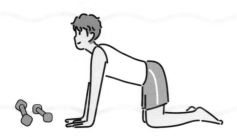

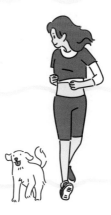

많은 사람이 착각하고 있는
바른 자세의 정체

척추관 협착증 환자는 일반적으로 허리를 굽히면 증상이 완화되고 허리를
젖히면 증상이 심해집니다. 척추를 하나의 용수철이라고 생각해봅시다.
용수철을 휘면 안쪽의 철사 간격은 좁아지고 바깥쪽은 벌어집니다. 요추
도 마찬가지로 허리를 굽히면 복부 쪽은 좁아지고 등 쪽은 벌어집니다. 척
추관 등 쪽의 황색인대가 휘어 두꺼워지면 척추관이 좁아지고 신경을 압
박하여 허리와 다리가 아프고 저

린데, 허리를 둥글게 말면 등 쪽

요추가 벌어져 휘어 있던 황색인

대도 늘어나므로 좁아졌던 척추

관이 확대되어 신경을 압박하던

통증이 호전됩니다.

> **척추를 용수철에 빗대면**

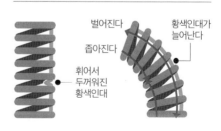

벌어진다

좁아진다

휘어서
두꺼워진
황색인대

황색인대가
늘어난다

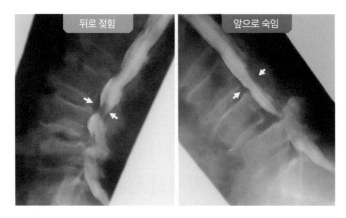

허리를 뒤로 젖히면 등 쪽 요추가 좁아지고, 그 결과 척추관도 좁아진다. 허리를 둥글게 말아 앞으로 숙이면 척추관도 확대되어 신경을 압박하던 통증이 완화된다.

※ 출처: 『요통의 프라이머리 케어 腰痛のプライマリ·ケア』(가네오카 고지 저, 분코도, 2018)

이는 단층상 촬영 검사에서도 확인됩니다. 위 사진은 척추관에 조영제를 주입하여 촬영한 엑스레이 사진인데, 몸을 앞으로 숙여 허리를 굽히면 척추관도 확대되는 것을 확인할 수 있습니다.

하지만 그렇다고 계속 허리를 말아 웅크리고 있을 수는 없습니다. 우리는 하루 중 대부분의 시간을 상체를 세워 걸으며 활동하니까요. 척추관 협착증 환자가 가능한 한 통증 없이 일상을 보내려면 어떻게 해야 할까요?

결론부터 말하자면 바른 자세를 유지하는 것이 중요합니다. 바른 자세란 척추 전체가 자연스러운 S자 곡선을 그리며 골고루 하중이 분산되는 균형 잡힌 자세를 말합니다. 척추관 협착증 환자 중에는 바른 자세를 유지하는 것은 자신 있다고 말씀하시는 분이 많습니다. 유도나 검도를 했기 때문에 남들보다 더욱 바른 자세 유지에 신경 쓴다는 분도 많이 계십니다.

실제로 그러한 분들이 똑바로 선 자세를 보면, 턱은 살짝 당기고 가슴은 활짝 열어 허리와 등을 반듯이 세우니 얼핏 아주 바른 자세로 보입니다. 하지만 눈을 돌려 허리 부근을 잘 살피면 '요추전만' 버릇이 보이는 경우가 적지 않습니다.

요추전만 자세란 요추가 지나치게 젖혀진 자세 혹은 타고난 전만 곡선이 큰 자세를 의미합니다. 척추관 협착증 환자는 허리를 뒤로 젖히는 것은 수월한데 허리를 둥글게 마는 자세는 힘들다는 사람이 많습니다.

상체를 세우고 있는 동안 계속해서 허리가 젖혀진 상태라면 척추관은 항상 좁아져 있을 테고 신경은 끊임없이 압박됩니다. 늘 이런 자세로 지낸다면 허리와 다리가 아프고 저릴 수밖에 없습니다.

증상이 의심되는 사람은 요추전만, 다시 말해 허리를 젖히는 습관을 고쳐야 합니다. 그리고 허리를 바르게 굽히는 자세를 익혀야 합니다. 이때 중요한 점은 '골반의 기울기'입니다.

> **요추전만 자세란?**

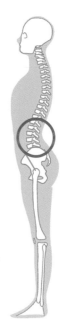

골반이 앞으로 기울어 요추가 크게 젖혀진 '요추전만' 자세이다.
척추관 협착증 환자 중에는 요추전만 자세를 보이는 사람이 많은데, 골반을 적당히 뒤로 당겨 지나치게 휜 요추를 펴주면 척추관이 벌어져 증상이 호전된다.

요추의 형상은 골반의 기울기와 밀접한 관련이 있습니다. 골반이 앞으로 기울면 그에 따라 요추가 젖혀지고, 적당히 골반이 뒤로 기울면 지나치게 휜 요추의 곡선이 완만해집니다. 요추의 곡선이 완만해지면 척추관은 자연스레 확대되므로 신경을 압박하던 통증이 완화됩니다.

그렇다면 골반의 기울기를 자신의 의지로 조절하여 요추의 곡선을 완만하게 하고 척추관을 확대하려면 몸의 어느 부위를 어떻게 움직여야 할까요? 지금부터 구체적인 방법과 '척추관 확대 체조'를 소개합니다.

허리를 둥글게 말기만 해도
통증이 사라진다

척추관 협착증의 증상을 완화하려면 허리를 둥글게 말아서 요추를 젖히는 습관을 바로잡아 신경 압박을 줄여야 합니다. 하지만 실제로 '허리를 둥글게 말아'보려고 해도 말처럼 쉽지는 않을지도 모릅니다. 평소에 운동을 자주 하지 않았던 사람은 특정 신체 부위를 의식하며 움직이는 방법을 모르는 경우가 많습니다.

허리를 둥글게 말아보려 했는데 실제로는 등 운동밖에 되지 않는 경우가 많습니다. 요추전만이 몸에 밴 척추관 협착증 환자는 허리를 둥글게 마는 동작이 생각보다 어렵습니다. 그러므로 먼저 허리를 둥글게 마는 데 중요한 근육에 힘을 주고 스트레칭하는 법을 체조를 통하여 익혀봅시다.

이번 장에서는 누구나 쉽게 허리를 둥글게 말 수 있는 '척추관 확대 체조' 두 가지를 소개합니다.

우선 첫 번째로 소개할 '손 짚고 엎드리기'는 등부터 척추 전체를 들어 올려 허리를 둥글게 말고, 골반이 앞으로 기운 상태에서 무릎을 꿇고 앉아 골반을 뒤로 당기는 움직임을 자연스레 터득할 수 있는 체조입니다.

이어서 소개할 '허리로 바닥 밀기'는 천장을 보고 누워 등과 허리 근육의 긴장을 풀어주고, 그 상태에서 골반을 뒤로 당겨 허리를 둥글게 마는 감각을 키우는 체조입니다. 요추와 바닥 사이에 생긴 빈틈에 손이 들어가지 않는다면 허리가 둥글게 말렸다는 것을 의미합니다. 익숙해질 때까지 반복해서 진행합니다.

어떻습니까? 이처럼 조금만 동작을 의식해도 골반을 뒤로 당겨 허리를 둥글게 마는 감각을 키울 수 있습니다. 이 동작을 습득하면 협착된 척추관을 의식적으로 넓혀주어 허리와 다리의 통증 및 저린감을 스스로 조절할 수 있게 됩니다.

아침에 일어나 외출 전에 진행하면 허리를 둥글게 말아 척추관이 확대된 상태를 유지하기 쉬워지므로 간헐적 파행을 예방하는 데 도움이 됩니다. 매일 꾸준히 반복하는 것이 무엇보다 중요하니 꼭 습관화하시기를 바랍니다.

척추관 확대 체조 ❶
손 짚고 엎드리기

1세트 → 1분 동안 ❶~❸ 3회 반복   목표 → 하루에 2~3세트

◎ 전체 동작 미리 보기 ◎

❝ 체조 효과 허리를 둥글게 말아 척추관을 넓혀, 신경 압박으로 인한 증상을 완화한다. **❞**

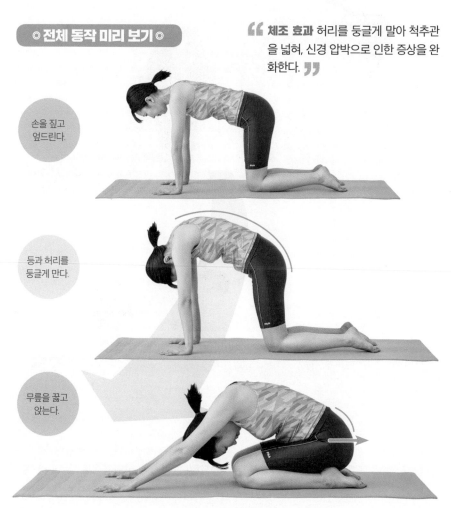

손을 짚고
엎드린다.

등과 허리를
둥글게 만다.

무릎을 꿇고
앉는다.

※ 도인요코하마대학 스포츠건강정책학부 스포츠테크놀로지학과 나리타 다카야 교수 고안

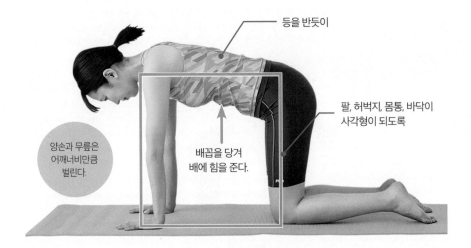

등을 반듯이

팔, 허벅지, 몸통, 바닥이
사각형이 되도록

양손과 무릎은
어깨너비만큼
벌린다.

배꼽을 당겨
배에 힘을 준다.

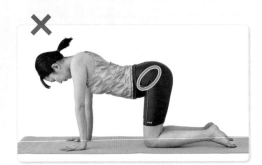

등이 휘면 골반이 앞으로 기울어 버리기
때문에 허리가 휘지 않도록 주의한다.

❶ 팔, 허벅지, 몸통, 바닥이 사각형이 되도록 엎드린다. 편하게 바닥을 보되 목이 아래로
꺾이지 않도록 목부터 엉덩이까지 반듯하게 평행을 유지한다. 등이 휘지 않도록 배꼽
을 몸 쪽으로 잡아당기듯이 배에 힘을 준다.

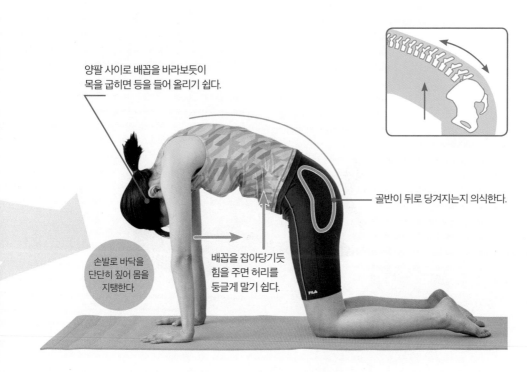

양팔 사이로 배꼽을 바라보듯이
목을 굽히면 등을 들어 올리기 쉽다.

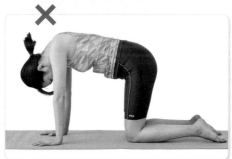

골반이 뒤로 당겨지는지 의식한다.

손발로 바닥을
단단히 짚어 몸을
지탱한다.

배꼽을 잡아당기듯
힘을 주면 허리를
둥글게 말기 쉽다.

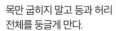

목만 굽히지 말고 등과 허리
전체를 둥글게 만다.

❷ 코로 숨을 들이마시며 등과 허리를 위로 들어 올려서 척추 전체를 둥글게 만다. 최대한
으로 척추를 들어 올린 뒤, 편하게 호흡하며 10초간 유지한다.

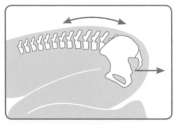

등과 허리가 시원하게 늘어나는 것을
느끼며 진행한다.

골반이 뒤로
당겨지는지 의식한다.

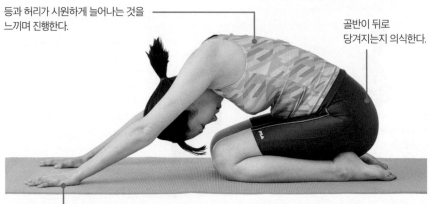

손은 처음 위치에 그대로 두고 움직이지 않는다.

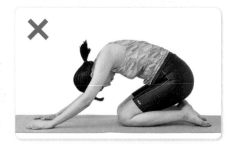

되도록 엉덩이가
뜨지 않도록 주의한다.

❸ 이전 자세를 유지한 후, 손은 처음 위치 그대로 움직이지 않고 엉덩이를 뒤쪽으로 당긴
다. 입으로 숨을 내뱉으며 천천히 엉덩이를 내려 골반이 앞으로 기운 상태에서 무릎을
꿇고 앉는다. 숨을 끝까지 내뱉은 후, 등과 허리가 늘어나고 골반이 뒤로 당겨지는지 의
식하며 10초간 유지한다.

척추관 확대 체조 ❷
허리로 바닥 밀기

1세트 → 1분 동안 ❶~❸ 5회 반복   목표 → 하루에 3세트

◎ 전체 동작 미리 보기 ◎

❝ **체조 효과** 요추전만 습관을 바로잡아 척추관을 넓히고 신경 압박을 줄여 증상을 완화한다. ❞

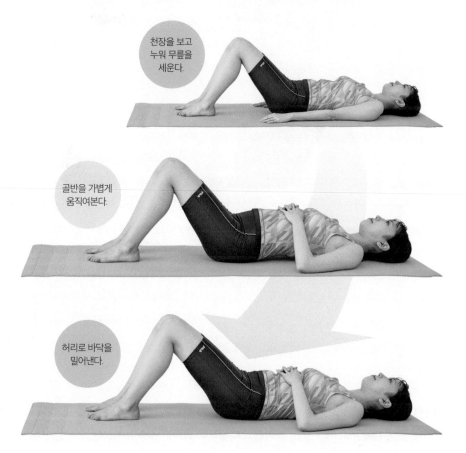

천장을 보고 누워 무릎을 세운다.

골반을 가볍게 움직여본다.

허리로 바닥을 밀어낸다.

3장_외출 전에 하는 척추관 확대 1분 체조 **65**

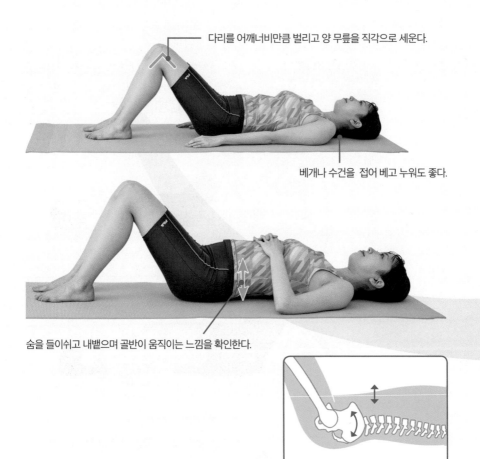

다리를 어깨너비만큼 벌리고 양 무릎을 직각으로 세운다.

베개나 수건을 접어 베고 누워도 좋다.

숨을 들이쉬고 내뱉으며 골반이 움직이는 느낌을 확인한다.

❶ 천장을 보고 누워 다리를 어깨너비만큼 벌리고 양 무릎을 세운다.

❷ 양손은 명치에 두고 배로 숨을 들이쉬고 내뱉으며 골반이 움직이는 느낌을 확인한다.

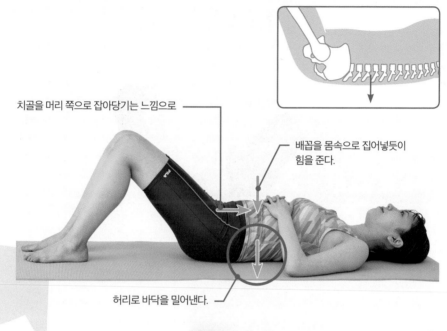

치골을 머리 쪽으로 잡아당기는 느낌으로

배꼽을 몸속으로 집어넣듯이 힘을 준다.

허리로 바닥을 밀어낸다.

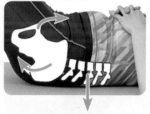

골반을 조금 회전시킨다.

❸ 입으로 숨을 내뱉으며 허리로 바닥을 밀어낸다. 이때 배꼽을 몸속으로 집어넣듯이 배에 힘을 주고, 치골을 머리 쪽으로 잡아당기는 느낌으로 골반을 조금 회전시키면 동작이 수월해진다. 허리로 바닥을 밀어내는 자세로 편하게 호흡하며 10초간 유지한다.

여유가 있다면 양손을 뻗거나 머리 뒤에서 양손을 깍지 끼고 가볍게 머리를 들어 올린 채로 10초간 유지한다. 복근이 강화되어 골반을 적당히 뒤로 당기는 자세 유지에 도움이 된다. 단, 경추(목뼈)에 통증이 있다면 하지 않는다.

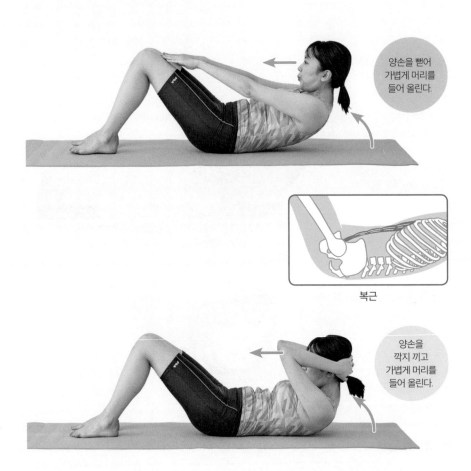

양손을 뻗어
가볍게 머리를
들어 올린다.

복근

양손을
깍지 끼고
가볍게 머리를
들어 올린다.

다리 통증으로 외출이 두렵던 환자, 수술 없이도 통증을 없애다

간헐적 파행은 척추관 협착증에 나타나는 전형적인 증상인데, 조금만 걸어도 허벅지 및 종아리가 아프거나 저려서 걷기를 꺼리고 외출을 두려워하는 사람이 상당히 많습니다. 간헐적 파행으로 고민이라면 외출 전에 척추관 확대 체조를 해봅시다.

개인차는 있지만, 척추관 확대 체조를 통하여 골반을 적당히 뒤로 당기면 척추관이 늘어나 대부분 그 자리에서 바로 통증이 경감됩니다. 며칠간 체조를 꾸준히 하며 골반을 뒤로 당기는 요령을 익히면 증상이 발생하는 빈도가 눈에 띄게 줄어듭니다. 2~3주간 체조를 계속한 결과, 그전에는 한 번에 20미터 정도밖에 걷지 못했는데 몇백 미터나 걸어 장을 보고 왔다는 환자분도 계십니다. 수술을 고려할 정도로 증상이 심했는데 이제는 거의 통증이 느껴지지 않아 수술을 면했다는 사례도 아주 많습니다.

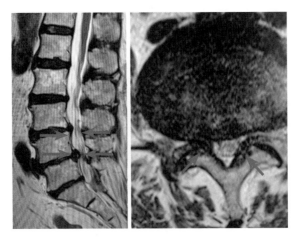

4번, 5번 요추 사이 외에 3번, 4번 요추 사이에 척추관이 협착되어 비후해진 황색인대가 신경근을 압박하고 있다.

오하타 미쓰코 씨(가명, 79세)는 석 달 전부터 오른발이 아파 다리에 힘을 주기 어려워졌습니다. 잠시 서 있기만 해도 종아리가 아프고 힘이 빠져 비틀렸고, 장시간 서 있지 못하니 부엌일이 힘들어졌습니다. 그리고 조금만 걸어도 종아리가 아프고 힘이 빠져 걷지 못하니 쓰레기를 버리거나 장을 보러 가는 등의 일상생활도 어려워졌습니다.

증상이 발생하고 한 달이 지나 처음 내원했을 때 단층상 촬영 검사를 한 결과, 4번과 5번 요추 사이뿐 아니라 3번, 4번 요추 사이도 척추관이 상당히 좁아져서 신경을 압박하고 있었습니다. "얼마간 경과를 지켜봐야겠지만, 상태가 좋지 못하니 수술로 통증을 완화하는 방법도 있습니다"라고 말씀드렸더니 오하타 씨는 "수술은 되도록 피하고 싶으니 운동을 하겠습니

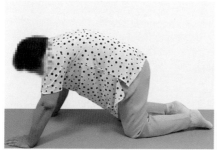 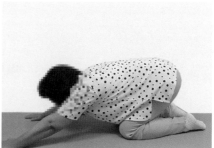

척추관 확대 체조를 매일 꾸준히 했더니 다리의 통증, 다리 힘이 빠지는 증상, 간헐적 파행이 개선되었다.

다"라며 운동 요법을 선택했습니다.

그리하여 척추관 확대 체조법을 알려드렸는데, 1세트만 해도 다리 통증이 조금씩 완화되는 것에 놀라며 보람을 느끼셨습니다. 그 후, 집에서도 매일 아침저녁으로 꾸준히 체조를 진행하셨다고 합니다.

증상은 나날이 가벼워졌고 초진으로부터 두 달 후에는 다리의 통증이나 힘이 빠지는 증상이 눈에 띄게 호전되어 수술을 면했습니다. 이전처럼 장을 보러 가고 집안일도 할 수 있게 되었다고 밝은 미소로 이야기하셨습니다.

통증 때문에 골프도 포기했던 환자,
건강과 취미 생활을 되찾다

이와시타 다카히로 씨(가명, 65세)는 골프가 취미였는데 넉 달 전부터 오른쪽 엉덩이와 오른쪽 허벅지 바깥쪽부터 발등에 걸친 통증을 느끼기 시작했습니다.

처음에는 걷다가 통증이 느껴져도 무리해서 계속 걸었지만, 점차 오른 발에 힘을 주기 어려워졌고 오른쪽 엄지발가락이 생각대로 잘 움직이지 않아 쉬엄쉬엄 걷는 수밖에 없었습니다. 함께 골프를 치는 동료들에게 민폐가 될까 봐 골프를 치러 가자는 연락이 와도 점점 거절하게 되어 따분한 하루하루를 보내고 있었다고 합니다. 그리고 동료들에게도 "병원에 가보는 편이 좋겠다"라는 권유를 받아 병원을 찾아오셨습니다.

이와시타 씨는 4번과 5번 요추 사이의 척추관이 좁아져 신경을 압박하고 있었습니다. 먼저 운동 요법으로 경과를 지켜보자고 권했는데 "항상 골

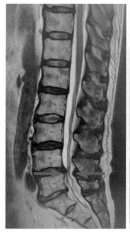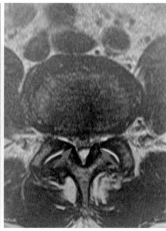

4번, 5번 요추 사이의 척추관이 협착되어 비후해진 황색인대가 신경근을 압박하고 있다.

프를 치며 많이 걷는다"라며 석연치 않아 하셨습니다. 그래서 걷기는 좋은 운동이지만 척추관 협착증을 개선하려면 걸을 때 허리를 지나치게 젖히지 않는 것이 중요하고, 그러려면 척추관 확대 체조로 허리를 둥글게 마는 요령을 익혀야 한다고 설명 드렸습니다.

이와시타 씨는 비교적 근력이 있는 편이었기에 척추관 확대 체조와 함께 코어 근육 강화 체조인 '팔다리 교차 올리기' 체조도 병행했습니다. 실제로 체조를 해보니 운동법과 바른 자세 유지가 얼마나 중요한지 몸소 느끼신 듯했습니다.

집에서 매일 체조를 꾸준히 한 결과, 2주 후 또 한 달 후, 진찰을 거듭할수록 눈에 띄게 증상이 개선되었고 두 달 후에는 발의 통증도 거의 사라져

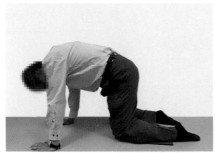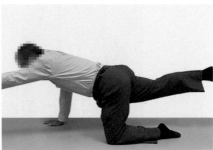

척추관 확대 체조와 팔다리 교차 올리기 운동까지 함께 진행하여 취미 생활을 되찾았다.

서 40분 이상 걷게 되었습니다. 약 반년 만에 골프를 칠 수 있게 되어 동료
들과 축배를 들었다고 합니다.

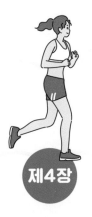

제4장

외출 전에 하는
코어 근육 강화 1분 체조

● 가네오카 고지 ●

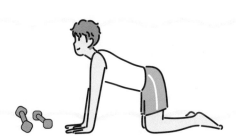

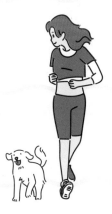

허리를 바로 세우려면
코어 근육이 필요하다

운동 요법의 두 번째 포인트는 '코어 근육 강화'입니다. 앞서 말씀 드렸듯이 요추는 허리 부위에 있는 뼈로, 갈비뼈나 골반처럼 골격과 연결되어 있지 않기 때문에 지지대가 없어 척추 중에 가장 불안정하고 부담이 큰 부위입니다. 이러한 요추가 바로 설 수 있도록 잡아주는 것이 코어 근육입니다. 옆구리에 있는 복횡근과 척추에 있는 다열근이 대표적입니다. 코어 근육은 서로 연동하여 마치 천연 코르셋처럼 요추를 지탱합니다.

노화 및 운동 부족, 다년간의 나쁜 자세 등으로 근육이 쇠약해지면 바른 자세를 유지하지 못하니 요추가 흔들리고 하중이 커져 불안정해집니다. 이대로 방치하면 뼈가 변형되어 척추관이 협착되고 신경이 압박되어 허리와 다리의 통증 및 저린감이 악화합니다. 게다가 요추를 구성하는 척추뼈가 앞뒤로 밀려나는 퇴행성 척추전방전위증이나 척추가 좌우로 휘거나 비

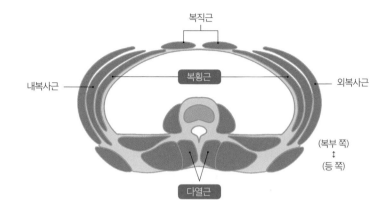

틀리는 퇴행성 척추측만증까지 일으키는데, 이는 모두 척추관 협착증을 악화하는 요인입니다.

하지만 이는 반대로 생각해보면, 코어 근육을 강화하면 척추전방전위증이나 척추측만증 등 불안정한 요추 때문에 생기는 협착증의 발생 요인을 예방할 수 있다는 이야기입니다. 강화해야 할 핵심 근육은 복횡근과 다열근입니다. 둘 다 몸의 깊은 곳에 있는 '심층 코어 근육(심부 체간근)'으로 복횡근은 골반에, 다열근은 척추에 바로 붙어서 요추를 지지하는 중요한 역할을 합니다. 두 근육을 조금만 단련하면 근육이 제힘을 발휘하기 시작해서 요추를 지탱하는 힘이 강화됩니다.

지금부터 소개하는 코어 근육 강화 체조 '배 집어넣고 심호흡하기', '팔다리 교차 올리기'를 습관화하면 근력이 적은 사람도 손쉽게 복횡근과 다열근을 키울 수 있습니다. 그리고 '브릿지 자세'로 엉덩이와 등 근육까지 단련하면 더욱 튼튼한 근력을 갖추게 될 것입니다.

코어 근육 강화 체조를 외출 전에 진행하면 자신이 본래 가지고 있는 코어 근육의 능력을 충분히 활용하게 되어 요추가 안정되고 허리에 가해지는 하중이 경감됩니다. 척추관이 늘어나 통증을 느끼는 빈도가 줄고, 한 번에 걸을 수 있는 거리가 늘어나거나 짐을 옮기는 작업이 수월해지는 등의 효과를 기대할 수 있습니다. 습관으로 만들어 매일 꾸준히 진행하시면 좋습니다.

배 집어넣고 심호흡하기

1세트 → 1분 동안 ❶~❸ 3회 반복   목표 → 하루에 2~3세트

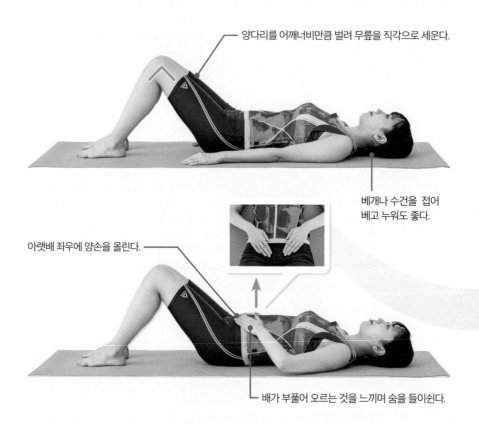

양다리를 어깨너비만큼 벌려 무릎을 직각으로 세운다.

베개나 수건을 접어 베고 누워도 좋다.

아랫배 좌우에 양손을 올린다.

배가 부풀어 오르는 것을 느끼며 숨을 들이쉰다.

❶ 천장을 보고 누워 양다리를 어깨너비만큼 벌리고 무릎을 직각으로 세운다.

❷ 아랫배 좌우에 양손을 올리고 배가 부풀어 오르는 것을 확인하며 5초 동안 코로 숨을 들이쉰다.

> **체조 효과** 배로 숨을 들이쉬고 내뱉는 복식 호
> 흡을 통해 복횡근을 강화하고 요추를 안정화
> 하여 간헐적 파행 발생을 예방한다. **"**

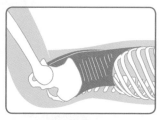

복횡근

숨을 내뱉으며 배꼽을 몸속으로 잡아
당기듯이 배를 집어넣는다.

TIP 아랫배에서
단단함이 느껴지지 않는다면
헛기침을 해본다. 기침했을 때
느껴지는 근육의 단단함을 목표로
한다. 배변을 참듯이 항문에 힘을
주면 골반저근이 수축되어
더욱 효과가 좋다.

아랫배에만 힘을 주고
어깨와 팔 등 다른 부위
는 힘을 뺀다.

❸ 5초 동안 입으로 숨을 내뱉으며 배꼽을 몸속으
로 잡아당기듯이 배를 집어넣는다. 손을 올린
아랫배가 단단해지는지 확인하며 그대로 10초
간 유지한다. 천천히 호흡해도 좋다.

팔다리 교차 올리기

1세트 → 1분 동안 ❶~❸ 좌우 3회씩   목표 → 하루에 2~3세트

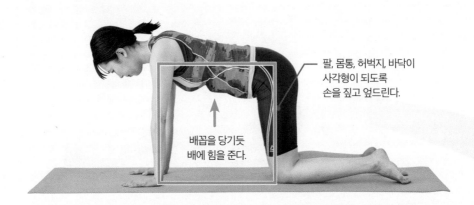

팔, 몸통, 허벅지, 바닥이
사각형이 되도록
손을 짚고 엎드린다.

배꼽을 당기듯
배에 힘을 준다.

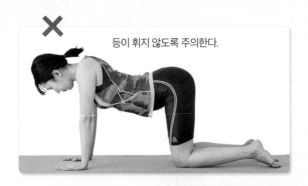

등이 휘지 않도록 주의한다.

❶ 팔, 몸통, 허벅지, 바닥이 사각형이 되도록 손을 짚고 엎드린다. 양손과 양 무릎은 어깨
 너비만큼 벌리고 손가락을 펼쳐서 몸이 흔들리지 않도록 단단히 짚는다.

체조 효과 복횡근과 척추 좌우에 있는 다열근을 강화하여 요추를 안정화하면 간헐적 파행을 예방할 수 있다. **"**

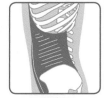

복횡근

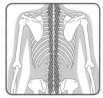

다열근

목이 아래로 꺾이지 않도록 주의

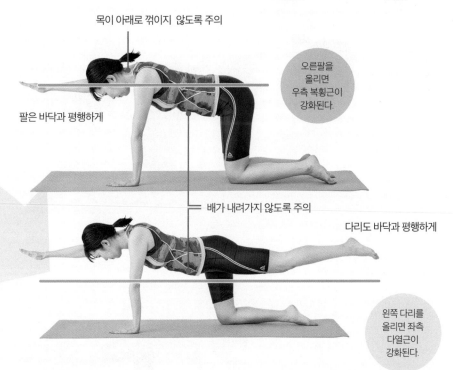

오른팔을 올리면 우측 복횡근이 강화된다.

팔은 바닥과 평행하게

배가 내려가지 않도록 주의

다리도 바닥과 평행하게

왼쪽 다리를 올리면 좌측 다열근이 강화된다.

❷ 오른팔을 바닥과 평행하게 올린다.

❸ 왼쪽 다리를 바닥과 평행하게 올린다. 손가락부터 발가락까지 일직선이 되도록 만들어 10초간 유지한다.

❹ 좌우 팔다리를 바꾸어 마찬가지로 진행한다.

팔다리를 동시에 올리기 어렵다면 손가락부터 엉덩이까지 반듯하게 몸통을 고정한다는
느낌으로 팔을 들기만 해도 복횡근 강화에 효과가 있다.

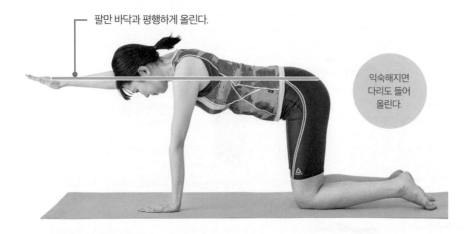

팔만 바닥과 평행하게 올린다.

익숙해지면
다리도 들어
올린다.

TIP 몸통을 반듯하게
고정해야 한다. 자세 유지를
위해 배에 반드시 힘을 주고, 팔
다리를 바닥과 평행하게 올려
야 한다.

✕

팔다리가 바닥과 평행하지 않으면 다른 신체 부위에 힘이 분산
되기 때문에 복횡근 및 다열근을 강화하는 효과가 떨어진다.

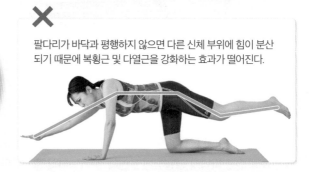

몸이 좌우로 자꾸만 흔들린다면 벽에서 떨어지지 않게 몸을 벽에 붙이고 체조를 진행해본다. 어깨와 골반이 벽에 살짝 닿을 정도로 몸을 벽에 붙이고, 벽에서 떨어지거나 지나치게 벽에 기대지 않도록 주의하며 진행한다. 정면에 거울을 두고 보면서 골반이 좌우로 뒤틀려 어깨 옆으로 비어져 나와 보이지 않는지 확인하며 자세를 유지한다.

벽에서 떨어지지 않게 붙인다.

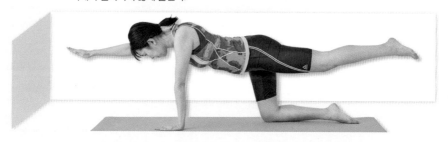

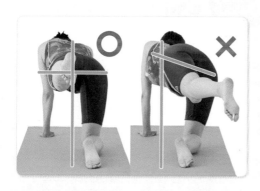

TIP 가족이나 주변 사람에게 바른 자세가 되도록 머리 앞 혹은 등 뒤에서 봐달라고 부탁한다.

골반을 바닥과 수평이 되도록 유지한 채 팔다리를 들어 올리는 것이 포인트다. 골반이 기울거나 좌우로 크게 비틀리면 다른 신체 부위에 힘이 분산되기 때문에 복횡근 및 다열근을 강화하는 효과가 떨어진다.

코어 근육 강화 체조 ❸ 대둔근, 등 근육
브릿지 자세

1세트 → 1분 동안 ❶~❷ 3회 반복   목표 → 하루에 2~3세트

❝ 체조 효과 대둔근과 등 근육을 강화하여 요추를 안정화하면 보행 시 척추관이 협착되는 것을 막아 간헐적 파행을 예방할 수 있다. **❞**

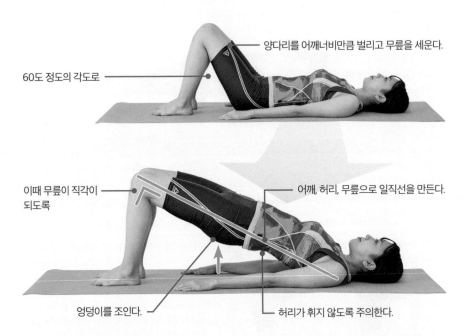

60도 정도의 각도로

양다리를 어깨너비만큼 벌리고 무릎을 세운다.

이때 무릎이 직각이 되도록

어깨, 허리, 무릎으로 일직선을 만든다.

엉덩이를 조인다.

허리가 휘지 않도록 주의한다.

❶ 양다리를 어깨너비만큼 벌리고 60도 정도의 각도로 무릎을 세운다. 양손은 몸 옆에 둔다.

❷ 어깨, 허리, 무릎이 일직선이 되는 높이까지 엉덩이를 들어 올린다. 이대로 20초간 유지한다.

❸ 천천히 ❶번 자세로 돌아간다.

여유가 있다면 한쪽 다리를 들어도 좋다. 대둔근과 등 근육을 강화하는 효과가 극대화된다. 어깨, 허리, 무릎, 발끝까지 일직선이 되도록 고정한 채 20초간 유지한다. 반대쪽 다리도 마찬가지로 진행한다.

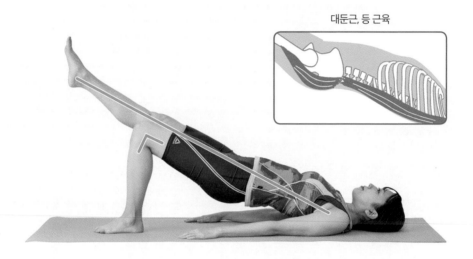

대둔근, 등 근육

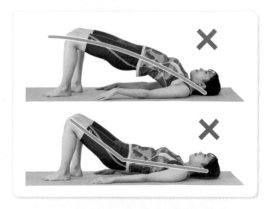

허리가 처지거나 반대로 지나치게 젖혀지면 대둔근과 등 근육을 강화하는 효과가 떨어진다.

10분도 걷지 못하던 80대 환자, 코어 근육을 만들어 20분 이상 걷다

1년 전부터 왼쪽 다리에 통증을 느끼기 시작한 미야오카 후미코 씨(가명, 82세)는 통증의학과에서 지속적인 약물 치료를 받았습니다. 그러나 증상은 계속 악화하여 근래에는 다리 통증 때문에 고작 5분 서 있기도 힘든 데다 10분도 걷지 못하게 되어 외출을 꺼리고 집에 틀어박히기 일쑤였습니다.

의사에게 수술을 권유받았을 때는 '나이가 있으니 별수 없지'라고 생각하면서도 '수술 없이 치료할 방법이 없을까?' 하고 다른 의사의 2차 소견을 듣고자 우리 병원을 찾아오셨습니다.

단층상 촬영 검사를 하니 4번, 5번 요추 사이의 척추관 협착이 발견되었습니다. 게다가 미야오카 씨는 고령인 데다 평소에 운동도 하지 않아 척추가 불안정하여 퇴행성 척추측만증까지 동시에 앓고 있었습니다. 따라서 '척추관 확대 체조'로 척추 균형을 바로잡고 동시에 휜 요추까지 교정하는

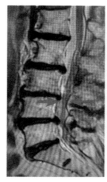
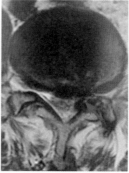
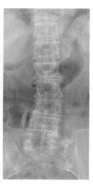

4번, 5번 요추 사이의 척추관이 협착되어 신경근을 압박하고 있었다. 척추가 눈에 띄게 변형되어 요추 측만(왼쪽 엑스레이 사진)도 보였다.

'코어 근육 강화 체조'를 권했습니다.

　그런데 다음 진찰 때 효과가 있었는지 물어보니 "귀찮아서 체조는 하지 않았다"라는 것입니다. 당연하게도 증상에는 아무런 변화가 없었습니다. 체조를 하면 코어 근육이 강화되고 요추가 안정되어 수술하지 않고도 나을 수 있다는 사실을 재차 설명해 드리자 미야오카 씨는 매일 체조를 꾸준히 하겠다고 약속하셨습니다.

　마침내 체조를 시작한 미야오카 씨는 실제로 해보니 체조가 고통스러운 통증을 완화

> 체조를 하는 미야오카 씨의 모습

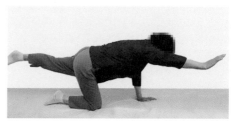

나이가 있어 못한다고 포기하지 않고 꾸준히 코어 근육 강화 체조를 계속한 결과, 간헐적 파행을 극복하였다.

하는 데 효과가 있다며 감탄하셨습니다. 그다음 진찰 때는 서 있어도 거의 통증을 느끼지 못할 정도로 호전되었고 "체조 시작하길 잘했다. 나이가 있어서 못할 거라고 포기했었는데 이 정도 체조는 계속할 수 있을 것 같다"라며 자신감을 회복하신 듯했습니다.

두 달 후에는 서 있어도 조금도 힘이 들지 않아 집안일도 할 수 있게 되었습니다. 쉬지 않고 20분 이상 걸어서 장을 볼 수 있고, 외출할 일도 많아졌다고 환한 미소로 말씀해주셨습니다.

수술할 용기가 없던 환자,
척추의 균형을 잡아 수술을 면하다

다나카 토미 씨(가명, 77세)는 비교적 오랫동안 척추관 협착증을 앓아 4년 전부터 다리 및 허리 통증으로 고생하고 있었습니다. 최근 들어서는 20~30분만 걸어도 양 허벅지 뒤쪽부터 발등까지 아프고 저려서 걷지 못했습니다. 주치의에게 수술을 권유받았지만, 도저히 수술할 용기가 나지 않아 2차 소견을 듣고자 우리 병원을 찾아오셨습니다.

엑스레이 검사에서 요추를 살펴보니 4번, 5번 요추 사이에 척추전방전위증이 발견되었고, 척추관이 좁아져 양쪽에서 신경이 압박되는 상태였습니다. 그래서 '척추관 확대 체조'와 함께 코어 근육을 강화하여 요추의 균형과 어긋남까지 바로잡을 수 있는 '코어 근육 강화 체조'를 권했습니다.

다나카 씨는 체조를 배우자마자 그 자리에서 바로 통증이 가라앉는 것을 보고 체조 효과를 인정하는 듯했지만, 다리 및 허리의 통증과 간헐적 파

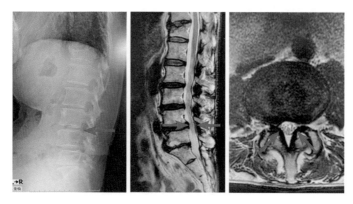

4번, 5번 요추 사이에서 발생한 척추전방전위증 때문에 척추관이 협착되고 좌우 양측 신경근이 압박되고 있었다.

행을 앓은 지 오래된 탓에 근육의 퇴화가 상당히 진행되어 처음에는 체조의 바른 자세를 유지하는 것조차 어려울 정도였습니다.

하지만 꾸준히 체조하는 습관을 들이자 근력을 회복하며 척추가 균형을 잡아갔고, 진찰을 거듭할수록 증상이 개선되었습니다. 오랫동안 고생하던 간헐적 파행 또한 호전되어 두 달이 지난 지금, 쉬지 않고 20분 이상 거뜬히 걸을 수 있어 수술을 보류했습니다.

> **체조를 하는 다나카 씨의 모습**

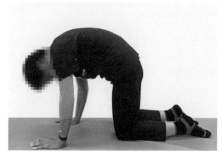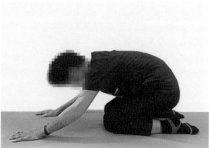

체조를 통하여 척추전방전위증에 의한 척추관 협착증을 극복하고 허리와 다리의 통증 및 간헐적 파행이 개선되었다.

이런 경우에도 1분 체조가
효과가 있을까요?

Q. 수술밖에 방법이 없다고 진단받았는데 운동 요법이 효과가 있나요?

개개인의 증상을 직접 보지 않는 이상 확답을 드리기 어려우나, 수술하지 않고는 나을 수 없다고 포기하기 전에 운동 요법을 진행하는 것은 큰 의의가 있다고 봅니다. 또 수술 후 재발을 예방하는 효과도 있습니다.

운동 요법은 수술 이외의 보존 요법 가운데 좁아진 척추관을 넓힐 수 있는 유일한 치료법입니다. 최근에는 요추를 지탱하는 구조에 관한 생체역학(신체 구조 및 운동을 과학적으로 탐구하는 학문)적 연구가 진행되어 운동 요법을 통해 코어 근육을 강화하여 요추를 안정화하고, 척추, 골반, 고관절의 위치를 바로잡아 척추관을 넓히고 신경 압박을 완화하여 증상을 개선할 수 있다는 사실이 밝혀졌습니다.

Q. 마미형 협착증에도 운동 요법이 효과가 있나요?

척추관이 좁아져 마미가 압박되는 것을 '마미형 협착증'이라 부릅니다. 자기 의지로 다리를 움직일 수 없는 하지 마비나 소변 및 대변이 새는 배뇨·배변 장애, 통증 탓에 10미터도 걷지 못하는 간헐적 파행 등의 중증을 보인다면 수술을 서둘러야 합니다. 신경이 회복할 수 없을 정도로 악화했을 가능성이 높기 때문입니다. 위의 증상이 나타난다면 먼저 수술부터 하고, 그후에 재발 방지를 위하여 운동 요법을 병행해야 합니다.

단, 마미형이나 혼합형의 경우에도 증상이 비교적 가볍다면 운동 요법이 효과가 있으리라 봅니다. 실제로 마미형이나 혼합형에 해당하던 환자중에 마비 등의 중증은 보이지 않는 경우, 운동 요법으로 통증 및 저린감뿐만 아니라 간헐적 파행까지 크게 개선된 사례가 많습니다.

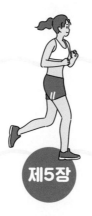

제5장

외출 중에 하는
허리 통증 완화 1분 체조

● 가네오카 고지 ●

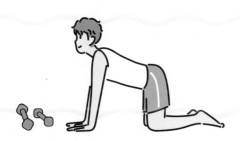

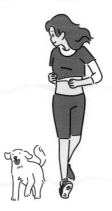

갑자기 통증이 찾아왔을 땐
골반을 움직여라

상반신을 숙이는 자세는 척추관이 벌어져 신경 압박을 완화해주기에 척추관 협착증 환자에게 매우 편한 자세입니다. 바른 자세가 아님을 알면서도 극심한 통증과 저린감을 조금이라도 완화하려고 나도 모르게 자꾸만 구부정한 자세를 취하는 것이죠. 간헐적 파행으로 고생하는 사람이라면 특히 더 등을 둥글게 만 자세로 걷기 쉽습니다.

그런데 척추는 전체적으로 완만한 S자 곡선을 그리며 머리의 무게나 몸이 받는 충격을 분산 및 흡수하는 역할을 합니다. 계속해서 구부정한 자세로 있으면 요추에 가해지는 하중이 증가하여 척추뼈가 어긋나거나 디스크가 충격을 받아 척추관의 협착이 더욱 진행될 가능성도 있습니다. 증상 악화를 막으려면 되도록 상체를 세운 자세를 유지해야 합니다.

그럼 허리를 바로 세웠을 때와 구부정할 때의 요추와 골반 상태를 비교

해봅시다. 오른쪽 그림에서 왼쪽 자세는 상체를 굽혀 요추를 둥글게 말아 척추관이 벌어진 상태입니다. 골반의 기울기를 보면 뒤로 기울어져 있는 것을 알 수 있습니다.

그리고 오른쪽 자세는 골반의 후방경사를 유지한 채 상체를 일으켜 세운 자세입니다. 바른 자세로 보이지 않나요? 구부정한 자세를 취했을 때처럼 요추가 벌어지는 골반 경사도를 최대한 유지한 채로 상체를 일으켜 세운 자세를 '중립 자세(뉴트럴 포지션)'라고 부릅니다.

외출 중에 다리가 저려도 골반의 기울기

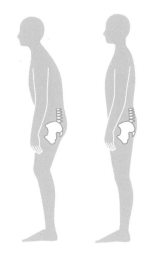

왼쪽처럼 구부정한 자세로 있으면 골반이 뒤쪽으로 기울기 때문에 요추가 넓어져 통증이 경감된다. 오른쪽처럼 상체를 세워도 골반의 후방경사를 유지하면 통증이 개선된다.

를 스스로 조절하여 중립 자세를 취하면 뒤로 젖혀진 요추의 곡선이 완만해져 협착된 척추관을 넓힐 수 있습니다. 간헐적 파행으로 고생하는 사람도 바로 통증 및 저린감이 완화되어 보행 거리를 늘리는 데 도움이 됩니다.

이번 장에서는 외출해서 걷는 도중에 통증을 느끼거나 통증이 생기려 할 때 그 자리에서 선 채로 할 수 있는 '골반 숙이기 체조'를 소개합니다. 상체를 세운 채로 허리를 굽혔을 때처럼 골반을 조금만 뒤로 밀어 중립 자세를 유지함으로써 신경 압박을 완화하는 체조입니다. 즉각적으로 통증을 줄여주기 때문에 체조 후에 다시 편히 걸을 수 있게 됩니다.

❯ 골반을 뒤로 밀어 척추관을 넓힌다

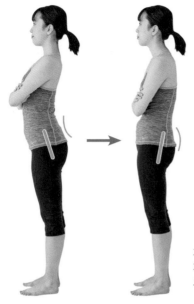

지나치게 앞으로 기운 골반을 뒤로 밀어 중립 자세를 유지하면 척추관이 확대되어 즉각적으로 통증을 줄일 수 있으므로 걸음이 편해진다.

서서 골반 살짝 숙이기

1세트 → 1분 동안 ❶~❷ 3회 반복　언제 → 증상이 있거나 생기려 할 때

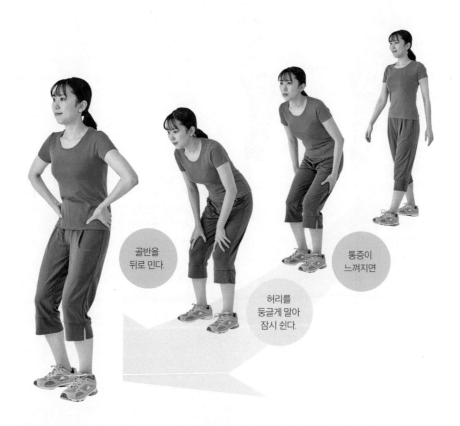

골반을
뒤로 민다.

허리를
둥글게 말아
잠시 쉰다.

통증이
느껴지면

❶ 걷는 도중에 허리와 다리에 통증 및 저린감이 나타나면 멈춰 서서 상체를 숙인 채로 잠시 쉰다.

❷ 상체를 일으켜 세워 허리뼈에 손을 얹고 골반을 천천히 뒤로 민다(골반이 밀려남과 동시에 요추도 움직인다).

❸ 통증이 가장 줄어드는 골반 위치를 찾아 그대로 30초간 유지한다.

아픈 정도를 확인하면서 골반을 천천히 앞뒤로 움직인 뒤 통증이 가장 줄어드는 골반 위치를 찾는다. 그곳이 자신에게 맞는 중립 자세, 즉 적절한 골반의 경사도이다.

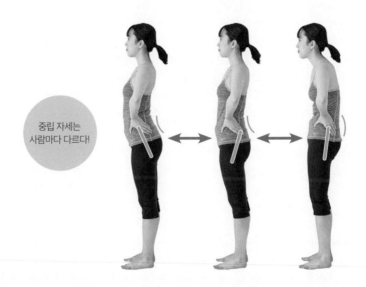

중립 자세는
사람마다 다르다!

◎ 골반을 어떻게 움직여야 할지 모르겠다면 ◎

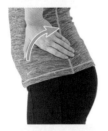

양손으로 허리뼈를 잡고 뒤로 당기듯이 골반을 살짝 회전시켜 뒤로 민다.

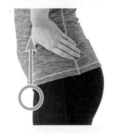

치골을 위로 끌어당긴다는 생각으로 골반을 회전시키듯이 움직인다.

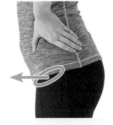

사타구니(몸 앞쪽에 있는 배와 다리의 이음새 부분)를 앞으로 들이민다는 생각으로 골반을 움직인다.

간단한 체조 하나면
더 오래 걸을 수 있다

───────●───────

'앉아서 골반 살짝 숙이기'는 외출 중에 어디에서나 쉽게 할 수 있는 체조입니다. 선 자세보다 앉은 자세에서 하는 편이 골반을 뒤로 밀기 쉽다고 느끼는 사람이 많습니다.

앉은 상태에서는 그림과 같이 궁둥뼈가 의자에 닿기 때문에 이곳에 중심을 둔 채 골반 윗부분만 움직여도 골반을 뒤로 밀기 쉽습니다. 요추를 둥글게 말면 척추관이 확대돼 통증을 조절할 수 있으므로 보행 거리가 늘어날 것입니다.

> **궁둥뼈에 중심을 둔 채 골반을 움직인다**

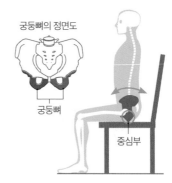

궁둥뼈의 정면도

궁둥뼈

중심부

궁둥뼈가 의자에 닿는 부분에 중심을 둔 채 골반을 앞뒤로 움직이면 골반을 뒤로 밀기 쉬워진다.

앉아서 골반 살짝 숙이기

1세트 → 1분 동안 ❶~❸ 3회 반복   언제 → 증상이 있거나 생기려 할 때

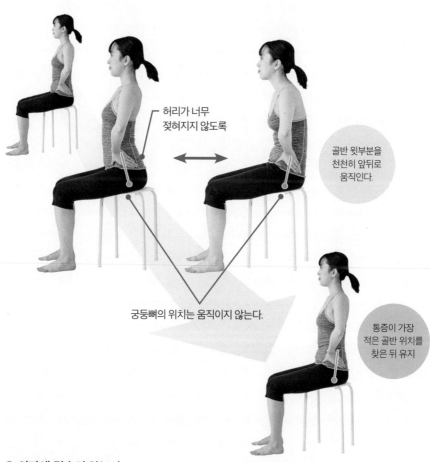

허리가 너무
젖혀지지 않도록

골반 윗부분을
천천히 앞뒤로
움직인다.

궁둥뼈의 위치는 움직이지 않는다.

통증이 가장
적은 골반 위치를
찾은 뒤 유지

❶ 의자에 깊숙이 앉는다.

❷ 허리뼈에 손을 얹고 궁둥뼈에 중심을 두고 골반 윗부분을 천천히 앞뒤로 움직인다.

❸ 통증이 가장 줄어드는 골반 위치를 찾아 그대로 30초간 유지한다.

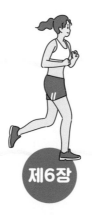

제6장

사무실에서 하는 골격 바로 잡기 1분 체조

● 와타라이 고지 ●

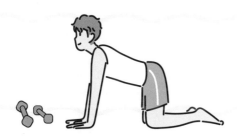

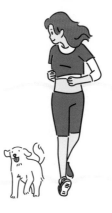

골격의 틀어짐을 바로잡아야
통증이 사라진다

저는 척추관 협착증을 치료하기에 앞서 환자분들에게 몸을 올바르게 쓰는 방법을 알려드립니다. 척추, 골반, 고관절 등 골격의 틀어짐을 바로잡고 몸 전체의 균형을 맞추는 데 중점을 두죠. 몸을 올바르게 쓰는 방법을 몰라 잘못된 자세로 서 있거나 잘못된 방식으로 걷다 보면 요추에 하중이 가해지고 좌골 신경이 압박되어 증상 악화를 초래하기 때문입니다.

그러므로 운동을 시작하더라도 바른 자세가 무엇인지 어떤 부위를 의식하며 움직여야 하는지 알고 시작해야 합니다. 운동 요법은 몸을 어떻게 쓰느냐에 따라 효과가 크게 달라집니다. 몸을 올바르게 쓰려면 신체 구조를 이해해야 하며, 신체 곳곳의 배열을 정비하여 올바른 자세를 유지하고, 모든 감각을 곤두세워 몸을 움직이는 법을 터득해야 합니다.

저는 환자분들에게 척추, 골반, 고관절의 골격을 바로잡아 척추관 협착증의 증상을 완화할 수 있는 체조로 다음 세 가지를 권장합니다. 바로 '흔들기 척추 운동', '스트레칭', '스쿼트'입니다. 그중에서도 가장 먼저 '흔들기 척추 운동'인 '엎드려 다리 흔들기'를 소개하려 합니다.

'엎드려 다리 흔들기' 체조는 말 그대로 엎드린 상태에서 무릎 아래 부위를 자동차 와이퍼처럼 좌우로 흔들기만 하는 쉬운 체조지만, 다리의 무게를 이용하기 때문에 평소에 크게 움직일 기회가 없는 척추, 골반, 고관절을 작은 힘으로 움직여 틀어진 자세를 효율적으로 바로잡을 수 있습니다. 동시에 주변 근육도 함께 단련되어 척추관이 좁아질 일이 없는 바른 자세를 유지하게 됩니다.

'엎드려 다리 흔들기'에는 두 가지 방법이 있는데, 양 무릎과 양 발목 사이를 살짝 벌려 흔드는 '두 다리 흔들기'는 골반 및 고관절이 크게 움직이므로 각각의 부위를 풀어주어 배열을 바로잡는 데 효과적입니다. 양 무릎과 양 발목을 딱 붙이고 흔드는 '한쪽 다리 흔들기'는 척추가 크게 움직이기 때문에 긴장된 척추 부위를 풀어주고 자세를 가다듬는 데 아주 좋은 운동입니다.

집에 있을 때 틈틈이 '두 다리 흔들기'와 '한쪽 다리 흔들기' 체조를 따라 해보세요. 여러 세트를 한꺼번에 진행하는 것보다 하루에 몇 번씩 나누어 진행하는 것이 더 좋습니다. 간단한 움직임이지만 통증을 완화하는 데 아주 효과적입니다. 실제로 '엎드려 다리 흔들기' 체조를 해보면 틀어진 척추, 골반, 고관절이 교정되는 것이 느껴질 것입니다. 척추관에 가해지던 하중이 줄어들어 좌골 신경을 짓누르던 압박 또한 완화되어 "바로 통증이 가라 앉았다"라며 놀라는 환자분들도 많습니다. 척추관 협착증에 따른 좌골 신경통으로 고생하는 사람들에게 매우 추천하고 싶은 체조입니다.

골격 바로잡기 체조 ❶
엎드려 두 다리 흔들기

1세트 → 1분 동안 ❶~❸ 5회 반복   목표 → 하루에 3~5세트

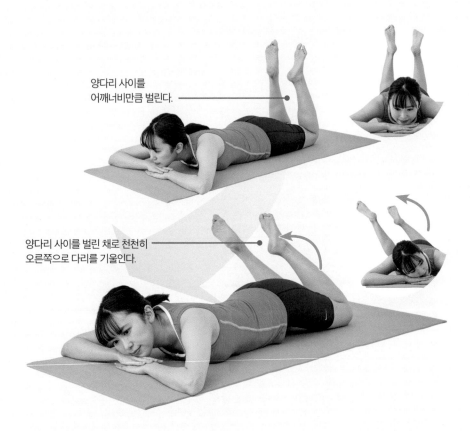

양다리 사이를
어깨너비만큼 벌린다.

양다리 사이를 벌린 채로 천천히
오른쪽으로 다리를 기울인다.

❶ 엎드려 누워 양다리를 어깨너비만큼 벌리고 양 무릎을 굽힌다. 양손을 가지런히 모아
   턱을 받힌다.

❷ 양다리 사이를 벌린 채로 양쪽 무릎 아래 부위를 천천히 오른쪽으로 기울인다. 기울일
   수 있는 데까지 최대한 기울였다가 천천히 ❶번 자세로 돌아온다.

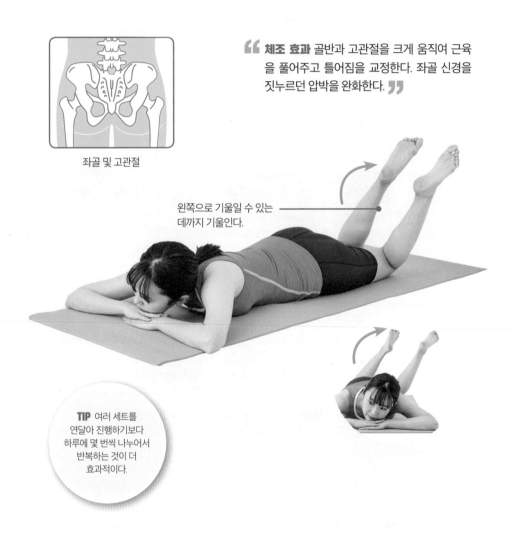

좌골 및 고관절

체조 효과 골반과 고관절을 크게 움직여 근육을 풀어주고 틀어짐을 교정한다. 좌골 신경을 짓누르던 압박을 완화한다.

왼쪽으로 기울일 수 있는 데까지 기울인다.

TIP 여러 세트를 연달아 진행하기보다 하루에 몇 번씩 나누어서 반복하는 것이 더 효과적이다.

❸ 마찬가지로 양다리 사이를 벌린 채로 양쪽 무릎 아래 부위를 왼쪽으로 기울인다. 기울일 수 있는 데까지 최대한 기울였다가 천천히 ❶번 자세로 돌아온다.

골격 바로잡기 체조 ❷
엎드려 한쪽 다리 흔들기

1세트 → 1분 동안 ❶~❸ 5회 반복   목표 → 하루에 3~5세트

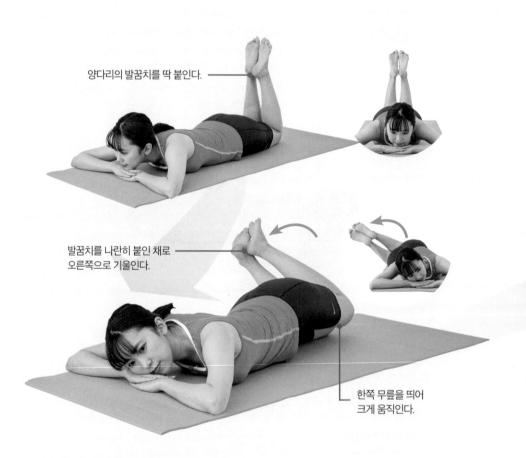

양다리의 발꿈치를 딱 붙인다.

발꿈치를 나란히 붙인 채로
오른쪽으로 기울인다.

한쪽 무릎을 띄어
크게 움직인다.

❶ 엎드려 누워 양다리를 딱 붙이고 무릎을 굽힌다. 양손을 가지런히 모아 턱을 받힌다.

❷ 양다리의 발꿈치를 나란히 붙인 채로 양쪽 무릎 아래 부위를 천천히 오른쪽으로 기울
인다. 기울일 수 있는 데까지 최대한 기울였다가 천천히 ❶번 자세로 돌아온다.

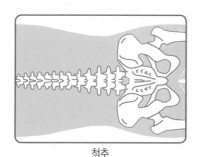

척추

<blockquote>
체조 효과 척추를 크게 움직여 근육을 풀어주고 틀어짐을 교정한다. 좌골 신경을 짓누르던 압박을 완화한다.
</blockquote>

왼쪽으로 기울일 수 있는 데까지 기울인다.

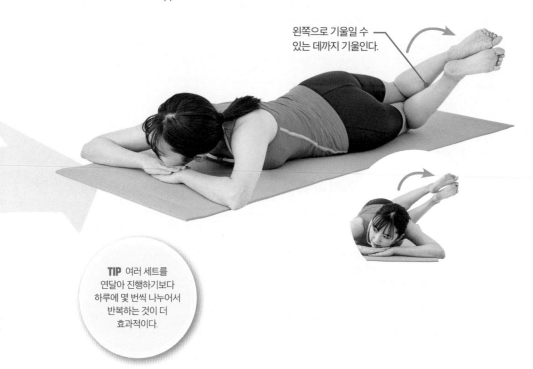

TIP 여러 세트를 연달아 진행하기보다 하루에 몇 번씩 나누어서 반복하는 것이 더 효과적이다.

❸ 마찬가지로 양다리의 발꿈치를 나란히 붙인 채로 양쪽 무릎 아래 부위를 왼쪽으로 기울인다. 기울일 수 있는 데까지 최대한 기울였다가 천천히 ❶번 자세로 돌아온다.

척추, 골반, 고관절을 한번에
움직이는 운동

여러분은 걸을 때 신체의 어느 부위를 사용해서 걷고 있나요? 많은 사람이 '걷기=다리 운동'이라 생각합니다. 그러나 걷기가 올바른 운동이 되려면 다리뿐 아니라 척추, 골반, 고관절을 함께 움직이며 걸어야 합니다.

척추관 협착증을 앓는 사람은 통증을 조금이라도 가라앉히고자 척추관이 확대되어 신경 압박이 줄어드는 구부정한 자세를 유지하려는 경향이 있습니다. 그렇기 때문에 몸통은 비교적 움직이지 않으면서 구부정한 자세로 무릎 아래의 힘으로만 걷습니다. 그러다 보면 척추, 골반, 고관절이 틀어져 사용하지 않게 된 근육은 점점 쇠약해지고 운동 기능이 저하됩니다.

나이가 들면서 허리 및 다리의 근육은 자연스레 약해지는 법이지만, 몸을 올바로 쓰면 나이와 상관없이 운동 기능이 높아져 바른 자세로 걸을 수 있습니다. 뒤틀리지 않은 바른 자세로 걸으면 척추관이 확대되어 좌골 신경을 짓누르던 압박이 완화되므로 오래 걸어도 통증이 느껴지지 않습니다.

척추, 골반, 고관절을 함께 움직여 몸을 올바르게 쓰는 방법을 익히는 체조로 '엉금엉금 기어가기'가 있습니다. '엉금엉금 기어가기'는 말 그대로 엎드려서 엉금엉금 기듯이 다리를 움직이는 체조인데, 척추, 골반, 고관절의 근육 및 인대를 풀어주고 바로잡는 동적 스트레칭입니다.

하나 더, 허리와 다리의 근육을 강화하는 '코너 스쿼트'까지 병행하면 효과는 더욱 커집니다. 스쿼트는 자세가 바르지 않으면 허리 및 다리를 다칠 위험이 있지만 '코너 스쿼트'는 벽에 엉덩이를 붙인 채로 벽을 지지대 삼아 움직이기 때문에 자연스레 올바른 자세로 스쿼트를 할 수 있습니다. 그리고 걸을 때는 무릎과 발끝을 같은 방향에 두고 허리와 다리 근육에 부담을 주지 않는 것도 중요합니다. 코너 스쿼트를 하면 바른 걸음걸이를 익힐 수 있습니다.

실제로 척추관 협착증 환자에게 이 체조를 시켜보면 그 자리에서 바로 좌골 신경통이나 저린감이 완화되는 것을 확인할 수 있습니다. 매일 꾸준히 하다 보니 간헐적 파행이 개선되어 쉼 없이 한 번에 걸을 수 있는 거리가 늘어났다는 사례도 많이 보았습니다. '엉금엉금 기어가기'와 '코너 스쿼트'를 통하여 통증 없이 걷는 법을 꼭 익히시기를 바랍니다.

엉금엉금 기어가기

1세트 → 1분 동안 전진·후진 3회 반복   목표 → 하루에 2~3세트

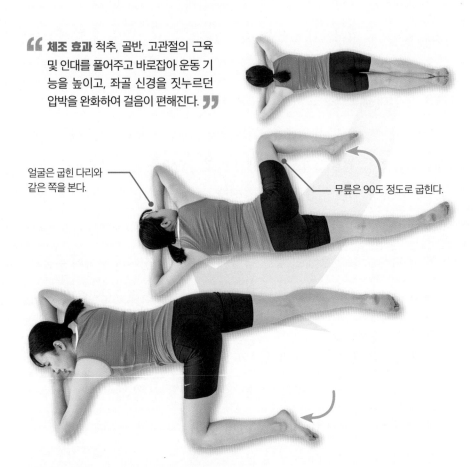

❝ 체조 효과 척추, 골반, 고관절의 근육 및 인대를 풀어주고 바로잡아 운동 기능을 높이고, 좌골 신경을 짓누르던 압박을 완화하여 걸음이 편해진다. **❞**

얼굴은 굽힌 다리와 같은 쪽을 본다.

무릎은 90도 정도로 굽힌다.

❶ 엎드려 누워 다리를 쭉 편다. 양손은 가지런히 모아 얼굴을 받는다.

❷ 얼굴을 오른쪽으로 돌리고 오른쪽 무릎을 90도 정도로 굽혀 위로 당긴다.

❸ ❶번 자세로 돌아가 얼굴을 왼쪽으로 돌리고 왼쪽 무릎을 90도 정도로 굽혀 위로 당긴다.

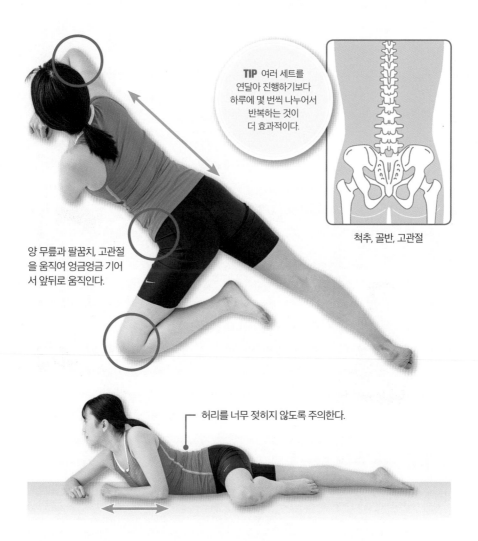

척추, 골반, 고관절

양 무릎과 팔꿈치, 고관절을 움직여 엉금엉금 기어서 앞뒤로 움직인다.

허리를 너무 젖히지 않도록 주의한다.

❹ ❶~❸번이 익숙해지면 ❶번 자세에서 얼굴을 올리고 좌우 차례대로 무릎, 팔꿈치, 고관절로 엉금엉금 기어서 3~5걸음 정도 앞으로 나아간다. 이어서 마찬가지로 3~5걸음 뒤로 돌아온다.

코너 스쿼트

1세트 → 1분 동안 ❶~❸ 6회 반복   목표 → 하루에 3~5세트

❝ **체조 효과** 허리와 다리의 근육을 강화해 척추, 골반, 고관절을 바르게 사용하는 법을 익히고 좌골 신경통을 완화한다. ❞

TIP 다리를 90도로 벌리기 어렵다면 벽에서 다리를 조금 떨어뜨린다.

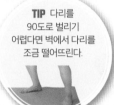

엉덩이, 무릎, 다리를 벽에 붙인다.

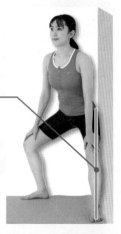

무릎이 다리를 벌린 너비보다 안쪽으로 들어와 있다.

무릎이 발끝보다 더 나오지 않도록

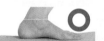

발끝과 무릎 방향이 같으면 발바닥 중앙에 공간이 생긴다.

무릎이 안쪽으로 꺾이면 발바닥 중앙에 공간이 생기지 않는다.

❶ 벽 모서리에 등을 대고 선다. 허벅지에 양손을 얹고 엉덩이, 무릎, 다리를 벽에 붙인다.

❷ 엉덩이, 무릎, 다리를 벽에 붙인 채로 숨을 내뱉으며 천천히 허리를 낮추고 5초간 유지한다.

❸ 숨을 들이쉬면서 천천히 ❶번 자세로 돌아온다.

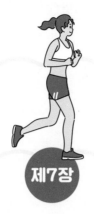

제7장

집에서 하는
신경 압박 완화 1분 자세

● 기쿠치 신이치 ●

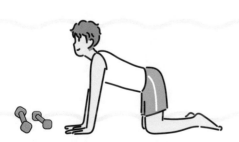

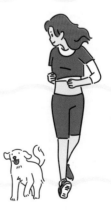

외출 후 집에 왔다면
다리의 긴장부터 풀어라

외출하고 집에 돌아왔을 때나 일과를 마칠 때, 허리와 다리가 아프고 저려 힘들다면 '다리 쉬기 자세'로 신경을 달래는 시간을 마련하세요. 압박되던 신경을 풀어주어 증상을 가라앉히는 또 다른 방법입니다.

천장을 보고 누워 의자 위에 양다리를 올리기만 하면 요추가 뒤로 둥글게 말려 척추관이 확대되므로 좌골 신경을 짓누르던 압박이 완화됩니다. 또 허리와 다리 근육의 긴장을 풀고 상체를 세우고 있는 동안 다리에 몰려 있던 혈액이 순환돼 허리와 등 주변 혈류가 개선되므로 손상된 신경을 빠르게 회복하는 데 매우 효과적입니다.

30분 정도 음악을 듣거나 책을 읽으며 진행하면 더 효율적입니다. 좁아진 척추관을 넓히는 것이 목적이므로 오래 진행해도 무방하며 이따금 발목을 움직이거나 양 무릎을 끌어안으면 더욱 효과가 좋습니다.

다리 쉬기 자세

1세트 → 30분 동안 동작 유지   목표 → 하루에 1~2세트

❝ 자세 효과 요추를 둥글게 말아 척추관을 확대하여
신경 압박을 완화한다. 허리 및 다리 근육의 긴장
을 풀어주고 허리 주변의 혈류를 개선한다. **❞**

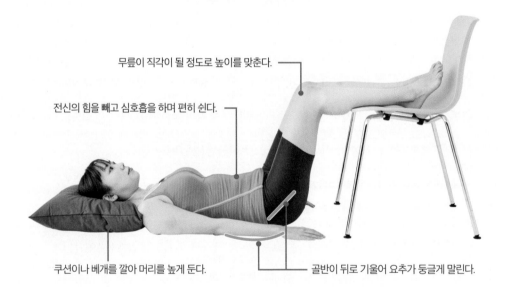

무릎이 직각이 될 정도로 높이를 맞춘다.

전신의 힘을 빼고 심호흡을 하며 편히 쉰다.

쿠션이나 베개를 깔아 머리를 높게 둔다.

골반이 뒤로 기울어 요추가 둥글게 말린다.

❶ 천장을 보고 누워 양다리를 의자 위에 올린다. 이때 무릎이 직각이 되도록 의자 위나 몸
아래에 수건 및 방석을 깔아 높이를 조절한다.
❷ 심호흡을 하며 30분 정도 신경을 편히 풀어준다.

이따금 양 발목을 전후, 좌우로 움직이거나 돌리면 혈류가 개선되어 손상된 신경을 효과적으로 회복할 수 있다. 또한 양 무릎을 끌어안아 허리를 둥글게 말면 척추관이 더 확대되어 신경 압박이 완화된다.

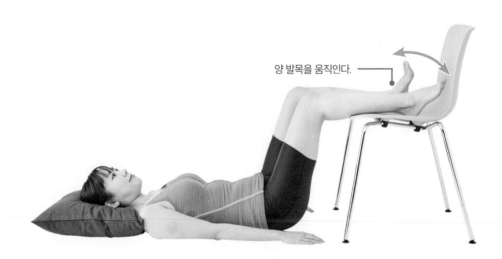

양 발목을 움직인다.

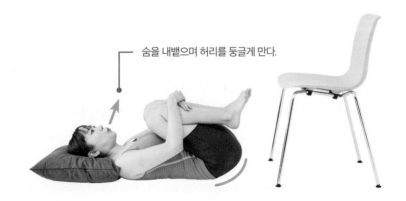

숨을 내뱉으며 허리를 둥글게 만다.

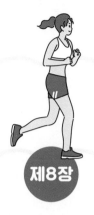

제8장

자기 전 침대 위에서 하는
숙면 유도 1분 자세

● 기쿠치 신이치 ●

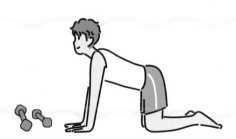

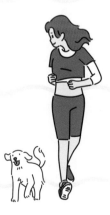

몸의 피로를 풀고
편안한 숙면을 이끄는 자세

"허리와 다리 통증을 완화하는 이상적인 침구가 있나요?"라는 질문을 종종 받습니다. 그러나 이 질문에 과학적으로 답변하기는 매우 어렵습니다. 베개, 이불, 매트리스 등 침구의 장단점은 사용하는 당사자가 평가하는 방법밖에는 없고, 평가 기준을 수치화해서 비교하기도 어렵기 때문입니다. 하지만 일반적으로 잠들기에 적합한 침구의 조건은 있습니다. 바로 뒤척이기 쉬워야 한다는 것입니다.

애초에 우리는 잠을 잘 때 왜 뒤척이는 것일까요? 만약 한 번도 뒤척이지 않고 계속 같은 자세로 잔다면 이불과 맞닿은 부위가 압박되어 혈류가 나빠지거나 특정 부위에 힘이 들어가 통증이 발생합니다. 무의식중에 뒤척이는 이유는 혈류 및 림프액을 막힘없이 흐르게 해서 깨어 있는 동안에 뭉치고 굳어진 근육과 인대를 풀어주어 관절의 배열을 바로잡기 위해서입니다. 자연스러운 신체 반응으로 잠을 자는 동안 무의식적으로 뒤척이면서 피로를 풀고 틀어짐을 바로잡아 몸을 재정비하는 것입니다.

단, 척추관 협착증을 앓는 사람은 통증 때문에 뒤척이려 해도 힘이 많이 들거나, 좀처럼 잠이 들지 않아 깊은 양질의 수면을 취하기 어려운 경우가 많습니다. 이번 장에서 소개해드리는 자세는 척추에 무리를 주지 않고 신경 압박을 완화할 수 있는 자세입니다. 자기 전에 자신이 어떤 자세를 취하고 있는지 점검하고, 추천해드리는 자세로 잠들어보세요.

쿠션으로 자세 교정하기

언제 → 잠들기 전에 자세 점검

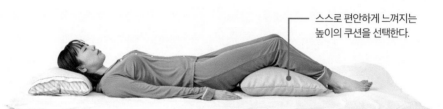

└ 스스로 편안하게 느껴지는
높이의 쿠션을 선택한다.

**천장을 보고
눕는 경우**
무릎 아래에 쿠션(반으로 접은 방석이나 둥글게 만 수건도 좋다)을 넣는다. 지나치게 젖혀져 있던 요추가 펴지고 척추관이 확대되어 신경 압박이 완화된다.

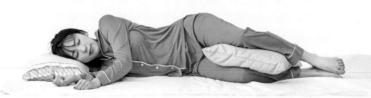

**옆으로 눕는
경우**
허리를 둥글게 말고 다리 사이에 쿠션 등을 끼운다. 머리가 아래로 기울지 않도록 베개를 베고 눕는다.

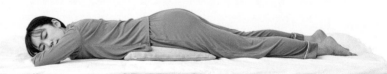

**엎드려 눕는
경우**
배 아래에 쿠션 등을 넣는다. 엎드리면 요추가 뒤로 젖혀지기 쉬운데 쿠션을 깔면 척추관의 협착을 막을 수 있다.

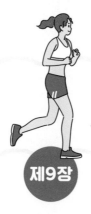

제9장

이럴 땐 이렇게!
통증 부위별 1분 체조

● 요시하라 기요시 ●

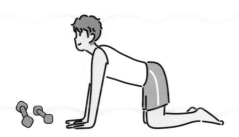

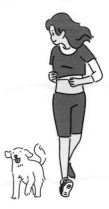

더 멀리 더 오래 걷고 싶다면
두 가지를 기억하라

척추관 협착증이 더욱 악화되는 것을 막고 자유롭게 움직이는 데 무리 없이 일상을 보내려면 몸을 움직여야 합니다. 그중에서도 걷기 운동은 누구나 손쉽게 할 수 있고 허리와 다리의 근육 및 유연성을 유지하는 데 매우 좋은 운동입니다. 그러나 척추관 협착증을 앓는 환자분들은 간헐적 파행 때문에 오래 걷지 못합니다. 걷는 도중에 증상이 나타나면 '더는 걷지 못하는 것이 아닐까', '집에 못 가면 어떡하지'라는 생각에 불안해져 점점 걷기 운동을 시도조차 하지 않는 사람도 많습니다.

한 번에 걸을 수 있는 거리를 늘리고 증상을 개선하기 위해서 익혀두어야 할 주요 포인트가 두 가지 있습니다. 첫 번째는 걷는 방법입니다. 척추관 협착증 환자 중에는 등이나 허리가 구부정한 자세로 걷는 사람이 많은데, 몸의 균형을 잡고 바르게 걸으려면 고관절을 잘 사용해야 합니다.

바르게 걷는 방법으로 '허벅지 올려 걷기'와 '쌍지팡이 워킹'을 소개합니다. 먼저 '쌍지팡이 워킹'은 두 지팡이를 양손에 쥐고 걷는 방법입니다. 몸의 균형이 앞으로 쏠리더라도 균형을 잡기 쉽고 안정된 자세로 걸을 수 있습니다. 그리고 고관절을 이용해서 '허벅지 올려 걷기'를 하면 골반이 적당히 뒤로 기울어 요추가 둥글게 말리므로 신경을 짓누르던 압박이 느슨해져 통증이나 저린감이 덜 나타나게 됩니다. 게다가 엉덩허리근이 강화되어 다리를 들어 올리기 쉬워지므로 보폭이 커지고 보행 거리도 늘어나는 효과가 있습니다.

> **쌍지팡이 워킹**

워킹용 지팡이를 양손에 하나씩 쥐고 걷는다. 길이 조절이 가능하고 손잡이 부분이 I자형인 지팡이가 좋다.

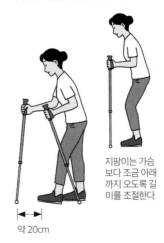

지팡이는 가슴보다 조금 아래까지 오도록 길이를 조절한다.

약 20cm

통증 및 저린감이 느껴지려 하면 상체를 앞으로 살짝 숙인 채로 발끝보다 20cm 정도 앞을 지팡이로 짚으며 걷는다. 통증이 없을 때는 지팡이로 몸 옆을 짚으며 걷는다.

주요 포인트 두 번째는 휴식법입니다. 걷다가 간헐적 파행으로 통증 및 저린감이 나타나려 하면 되도록 빨리 안전한 장소로 옮기고 멈춰 선 다음, 상반신을 앞으로 숙이며 골반을 둥글게 말아 신경을 풀어주어야 합니다. 증상이 나타나려는 징후가 보이는데 무작정 걸어야 한다는 생각으로 무리를 해서 계속 걸어서는 절대 안 됩니다. 힘들기만 하고 증상을 개선하는 효과는 없습니다. 잘못된 걷기 운동을 반복하다 보면 증상이 악화하여 한 번에 걸을 수 있는 거리가 점점 더 짧아질 우려도 있습니다.

휴식법으로는 '조금씩 끊어 쉬기'와 요추를 둥글게 말아 척추관을 최대한으로 넓히는 자세 '허리 말고 쭈그려 앉기'를 소개합니다. '조금씩 끊어 쉬기'는 통증이나 저린감이 나타나기 전에 먼저 쉬어두는 작전입니다. 쉬었다 걸었다를 반복하며 걸으면 무리하지 않아도 장거리를 걸을 수 있습니다. '허리 말고 쭈그려 앉기'는 아주 단순한 동작이지만 힘을 들이지 않고 요추를 둥글게 말 수 있기 때문에 그 자리에서 바로 통증을 가라앉히는 효과가 있습니다.

바르게 오래 걷는 법
허벅지 올려 걷기

언제 → 평상시에 걷거나 걷기 운동을 할 때

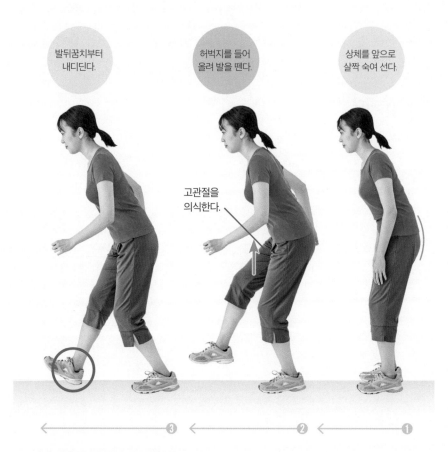

발뒤꿈치부터
내디딘다.

허벅지를 들어
올려 발을 뗀다.

상체를 앞으로
살짝 숙여 선다.

고관절을
의식한다.

❶ 상체를 앞으로 살짝 숙여 선다.

❷ 허벅지를 조금 높게 들어 올리듯이 다리를 올려 발을 뗀다. 이때 고관절을 움직이고 있
   다는 감각을 의식하며 다리를 들어 올린다.

❸ 발뒤꿈치부터 단단히 내디디며 착지한다.

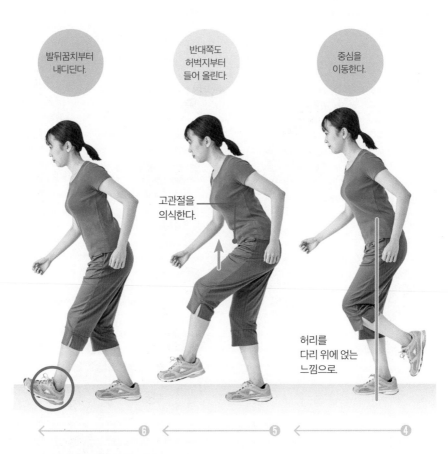

발뒤꿈치부터
내디딘다.

반대쪽도
허벅지부터
들어 올린다.

중심을
이동한다.

고관절을
의식한다.

허리를
다리 위에 얹는
느낌으로.

6 ← 5 ← 4

❹ 내디딘 다리에 중심을 이동한다.

❺ 반대쪽도 마찬가지로 허벅지를 조금 높게 들어 올려 발을 뗀다. 고관절의 움직임을 의
식하며 다리를 들어 올린다.

❻ 발뒤꿈치부터 단단히 내디디며 착지한다.

바르게 휴식하는 법 ❶
조금씩 끊어 쉬기

언제 → 증상이 나타나기 전이나 나타나려 할때

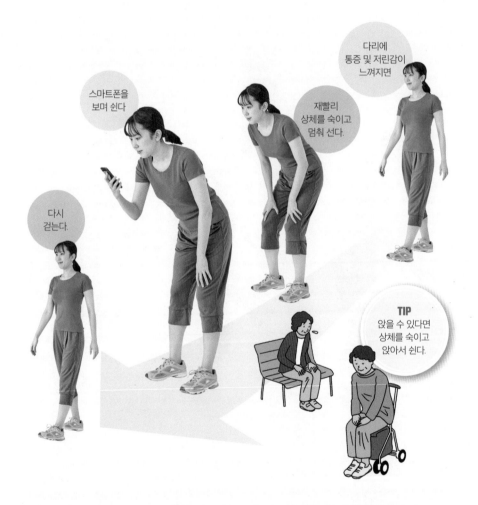

다리에
통증 및 저린감이
느껴지면

스마트폰을
보며 쉰다

재빨리
상체를 숙이고
멈춰 선다.

다시
걷는다.

TIP
앉을 수 있다면
상체를 숙이고
앉아서 쉰다.

무리해서 계속 걷지 않고, 증상이 나타나기 전에 쉬는 것이 중요하다. 예를 들어 평소에 10분 정도 걷는다면 6~7분에 한 번씩 쉰다. '증상이 나타날 듯한데' 싶은 시점에 쉬어야 한다.

허리 말고 쭈그려 앉기

언제 → 걷다가 다리가 저릴 때

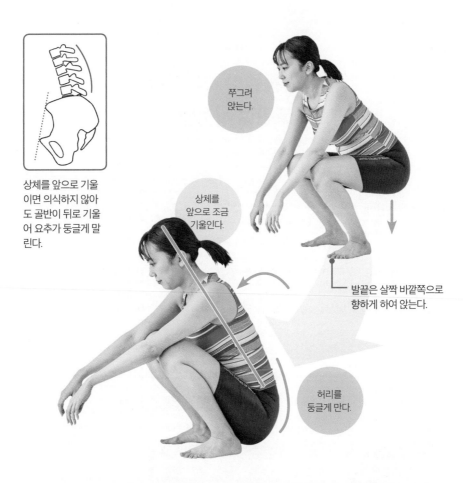

상체를 앞으로 기울이면 의식하지 않아도 골반이 뒤로 기울어 요추가 둥글게 말린다.

쭈그려 앉는다.

상체를 앞으로 조금 기울인다.

발끝은 살짝 바깥쪽으로 향하게 하여 앉는다.

허리를 둥글게 만다.

다리가 저리면 양다리를 어깨너비만큼 벌리고 무릎과 고관절을 접어 엉덩이를 천천히 내리면서 쭈그려 앉는다. 그리고 배를 집어넣으면서 상체를 앞으로 기울여 허리를 둥글게 말아 1분 정도 쉰다. 증상이 가라앉으면 다시 천천히 일어난다.

허리 통증이 사라지는
고관절 사용법

허벅지 뒤편에 있는 햄스트링 등의 허벅지 근육이 경직된 사람은 상체를 앞으로 숙일 때 골반은 회전하지 않고 요추만 크게 움직이므로 요추의 부담이 커져 허리 통증 및 척추관 협착증을 일으키기 쉬워집니다. 이때 고관절을 잘 사용하면 요추을 크게 움직일 필요가 없어지니 요통 또한 줄어들

> **햄스트링과 요추의 관계**

햄스트링이 유연하다면

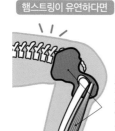

요추에 가해지는 부담이 적다. 햄스트링이 늘어나 골반이 부드럽게 회전하며 엉덩이를 뒤로 당기므로 몸을 앞으로 숙이기 쉽다.

햄스트링이 경직되었다면

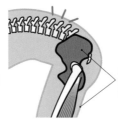

요추에 가해지는 부담이 크다. 햄스트링이 경직되어 골반 회전을 방해한다.

고 척추관 협착증이 악화하는 것을 막을 수 있습니다.

지금 소개해드릴 체조는 상체를 앞으로 숙일 때 고관절이 잘 움직이도록 도와주는 '사타구니 접기' 체조입니다. 사타구니에 중심을 두고 고관절을 접어 엉덩이를 뒤로 밀어내듯이 몸을 앞으로 숙이면 자연스레 허리의 부담을 최소화하며 앞으로 숙이는 자세가 가능해집니다.

'다리 벌려 인사하기'와 '허벅지 늘이기' 체조로 허벅지 근육을 유연하게 만들면 골반 회전이 부드러워져 요추의 부담을 더욱 줄일 수 있습니다.

사타구니 접기

1세트 → 1분 동안 ❶~❷를 6회 반복   목표 → 하루에 2세트

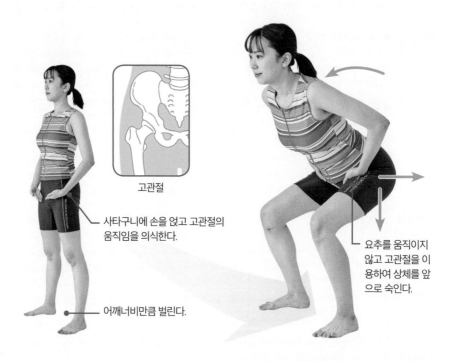

고관절

사타구니에 손을 얹고 고관절의
움직임을 의식한다.

어깨너비만큼 벌린다.

요추를 움직이지
않고 고관절을 이
용하여 상체를 앞
으로 숙인다.

❶ 양다리를 어깨너비만큼 벌리고 바르게
선다. 손바닥은 위를 향한 채로 새끼손가
락이 사타구니에 닿도록 양손을 얹는다.

❷ 엉덩이를 뒤로 내밀듯이 몸을 낮추면서
무릎이 직각이 되는 지점까지 고관절부
터 굽히면서 천천히 5초 동안 몸을 숙이
고, 다시 5초 동안 천천히 일어난다.

◎ 짐을 들 때는 이렇게 ◎

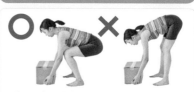

짐을 들어 올리려고 몸을 숙일 때는 특히 요추를
다치기 쉬우므로 '사타구니 접기'를 항상 떠올리
자. 허리만 둥글게 마는 자세는 피해야 한다.

허리 통증 완화 체조 ❷
다리 벌려 인사하기

1세트 → 1분 동안 ❶~❷를 3회 반복   목표 → 하루에 2~3세트

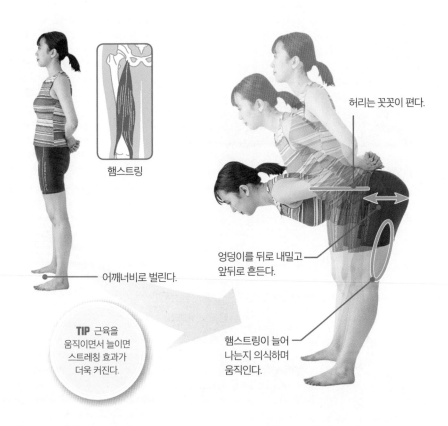

햄스트링

허리는 꼿꼿이 편다.

어깨너비로 벌린다.

엉덩이를 뒤로 내밀고 앞뒤로 흔든다.

TIP 근육을 움직이면서 늘이면 스트레칭 효과가 더욱 커진다.

햄스트링이 늘어 나는지 의식하며 움직인다.

❶ 양다리를 어깨너비만큼 벌리고 양손은 뒷짐 진 채로 손깍지를 낀다. 얼굴은 정면을 응
  시한다.
❷ 허리는 꼿꼿이 편 상태를 유지하며 고관절을 접어 엉덩이를 뒤로 내민다. 자연스레 상
  체를 앞으로 숙이게 된다. 무릎을 편 채로 엉덩이를 앞뒤로 흔들 듯이 10초 동안 뒤로
  내민다.

허리 통증 완화 체조 ❸
허벅지 늘이기
1세트 → 1분 동안 ❶~❷ 좌우 1회씩   목표 → 하루에 2~3세트

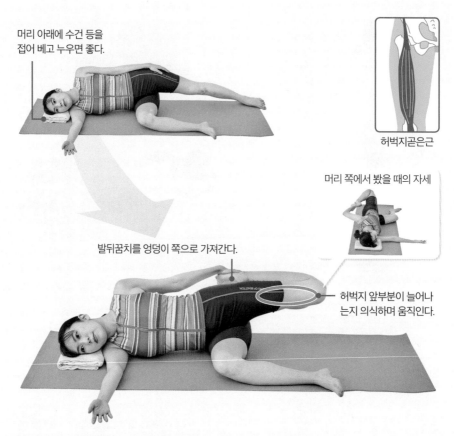

머리 아래에 수건 등을
접어 베고 누우면 좋다.

허벅지곧은근

머리 쪽에서 봤을 때의 자세

발뒤꿈치를 엉덩이 쪽으로 가져간다.

허벅지 앞부분이 늘어나
는지 의식하며 움직인다.

❶ 옆으로 누워 바닥에 닿은 무릎은 굽히고, 팔은 앞으로 뻗는다.

❷ 반대편 발목을 손으로 잡고 발뒤꿈치가 엉덩이에 닿도록 잡아당긴다. 허벅지 앞부분이
   늘어나도록 20~30초간 유지한다.

❸ 좌우를 바꾸어 마찬가지로 진행한다.

146 허리 좀 펴고 삽시다

엉덩이와 허리가 아플 때
풀어줘야 하는 부위

척추관 협착증으로 엉덩이나 허벅지가 아플 때는 엉덩이와 허벅지의 근육 및 인대를 스트레칭해서 풀어줍니다. 엉덩이와 허벅지에는 대둔근, 햄스트링과 같이 큰 근육이 있습니다. 이러한 근육 및 인대가 조금만 유연해져도 척추나 골반의 움직임이 훨씬 부드러워져 통증과 증상에 큰 변화가 생깁니다. 다른 체조를 할 때도 몸의 움직임이 가뿐해져 효과가 증대됩니다.

여기서는 대둔근을 늘이는 '다리 꼬아 당기기'와 엉덩이부터 다리 전체의 뒤쪽을 늘여주는 '발바닥 잡고 다리 펴기', 그리고 뭉친 근육을 풀어주는 '테니스공 마사지'를 소개합니다. 자세를 따라 하기만 하는 것이 아니라 어느 근육을 늘이는 운동인지 의식하며 진행하면 효과가 커집니다. 테니스공으로 마사지하면 혈류가 원활해지며 축적된 통증 유발 물질이 내려가 고통스러운 증상을 완화하는 데 큰 도움이 됩니다.

엉덩이&허벅지 통증 완화 체조 ❶
다리 꼬아 당기기

1세트 → 1분 동안 ❶~❷ 좌우 1회씩   목표 → 하루에 2~3세트

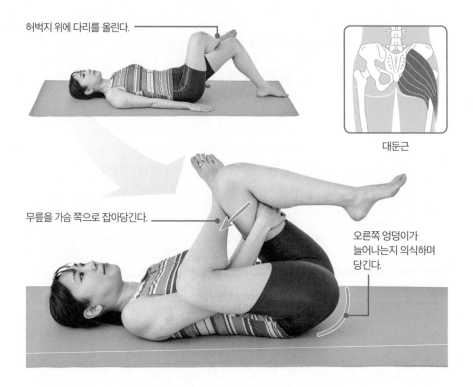

허벅지 위에 다리를 올린다.

대둔근

무릎을 가슴 쪽으로 잡아당긴다.

오른쪽 엉덩이가
늘어나는지 의식하며
당긴다.

❶ 양 무릎을 세우고 천장을 보고 누워 다리를 꼬듯이 오른쪽 다리를 왼쪽 허벅지 위에 올
린다.
❷ 왼쪽 허벅지 뒤편을 양손으로 잡고 왼쪽 무릎을 가슴 쪽으로 잡아당겨 20~30초간 유
지한다.
❸ 좌우 바꾸어서 마찬가지로 진행한다.

발바닥 잡고 다리 펴기

1세트 → 1분 동안 ❶~❷ 좌우 1회씩   목표 → 하루에 2~3세트

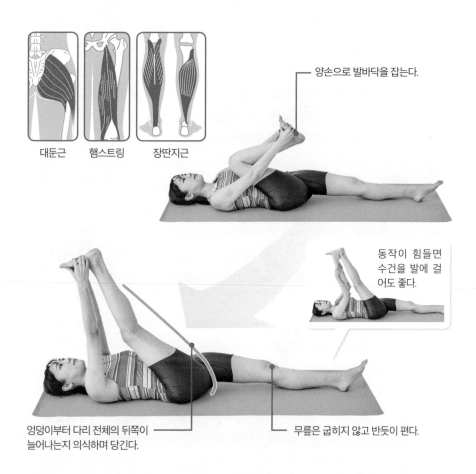

대둔근   햄스트링   장딴지근

양손으로 발바닥을 잡는다.

동작이 힘들면 수건을 발에 걸어도 좋다.

엉덩이부터 다리 전체의 뒤쪽이 늘어나는지 의식하며 당긴다.

무릎은 굽히지 않고 반듯이 편다.

❶ 천장을 보고 누워 오른쪽 다리를 굽혔다가 위로 뻗는데, 이때 양손으로 발바닥을 잡는다.
❷ 발바닥을 잡은 채로 늘일 수 있는 데까지 잡아당겨 20~30초간 유지한다.
❸ 좌우 바꾸어서 마찬가지로 진행한다.

엉덩이&허벅지 통증 완화 체조 ❸
테니스공 마사지

1세트 ➔ 1분 동안 부위당 1회씩   목표 ➔ 하루에 2~3세트

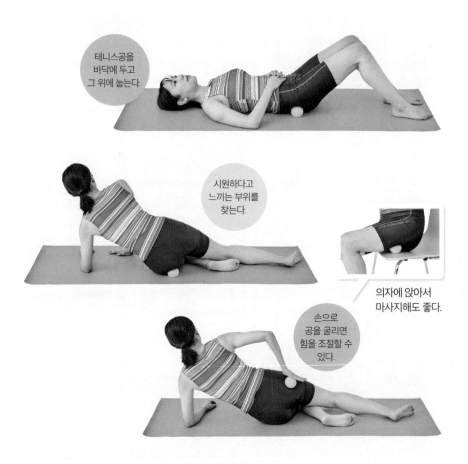

테니스공을 바닥에 두고 그 위에 눕는다.

시원하다고 느끼는 부위를 찾는다.

의자에 앉아서 마사지해도 좋다.

손으로 공을 굴리면 힘을 조절할 수 있다.

테니스공이 아픈 부위에 닿도록 바닥이나 의자 등에 두고, 그 위에서 몸을 움직여 시원하게 느껴지는 부위를 찾아 마사지한다. 체중을 실었더니 자극이 너무 강하게 느껴질 때는 손으로 공을 잡고 굴리면 힘을 조절할 수 있다.

종아리 통증과 장딴지근 경련에
효과적인 체조

척추관 협착증을 앓는 환자 가운데 장딴지근 경련이 일어나는 사람이 있습니다. 소위 '쥐'가 났다고 하죠. 장딴지근 경련이 발생하는 원인 중 하나는 종아리 근육이 뭉쳐 있기 때문입니다. 종아리는 '제2의 심장'이라 불리는데, 장딴지근이 수축과 이완을 반복하여 하반신의 혈액을 심장으로 펌프처럼 끌어 올리는 역할을 합니다. 요추에서 척추관이 협착되어 신경이 압박되면 신경으로 흐르는 혈류가 나빠져 산소가 원활하게 전달되지 않습니다. 그러면 통증 및 저린감, 경련 같은 증상이 발생하기 쉽습니다.

종아리를 스트레칭하는 '무릎 뒤 늘이기' 체조를 하면 종아리 근육이 유연해져 펌프 작용 및 신경 기능이 회복되므로 통증 및 저린감이 경감됩니다. 무릎 뒤를 늘인 채로 다리를 움직이는 동적 스트레칭을 하면 아킬레스건과 허벅지 뒤쪽의 햄스트링이라는 근육까지 늘어나 더욱 효과가 커집니다.

무릎 뒤 늘이기

1세트 → 1분 동안 ❶~❷ 좌우 1회씩   목표 → 하루에 2~3세트

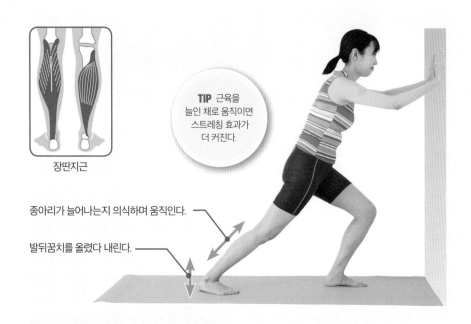

장딴지근

TIP 근육을 늘인 채로 움직이면 스트레칭 효과가 더 커진다.

종아리가 늘어나는지 의식하며 움직인다.

발뒤꿈치를 올렸다 내린다.

◎ 이렇게 해보세요 ◎

계단 끝에 발을 걸치듯 서서 발뒤꿈치를 올렸다 내리는 운동도 좋다. 이때는 단단한 난간 등을 잡고 진행한다.

손으로 테니스공을 굴리면서 종아리를 풀어주어도 좋다.

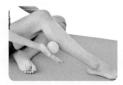

❶ 벽과 마주 보고 서서 양손으로 벽을 짚고 한쪽 다리를 뒤로 보내 종아리 근육을 늘인다.

❷ 뒤로 보낸 다리의 발뒤꿈치를 올렸다 내리며 30초간 종아리 스트레칭을 진행한다.

❸ 반대쪽 다리도 마찬가지로 진행한다.

발바닥의 저린감이 바로 호전되는
'발 가위바위보'

척추관 협착증을 앓는 사람은 발바닥이 욱신거리는 저린감이 느껴질 때가 있습니다. 그 밖에도 냉증, 작열감을 느끼거나 발에 두꺼운 종이가 붙어 있는 느낌 또는 자갈을 밟는 듯한 불편함을 느끼기도 합니다. 척추관이 좁아져 신경이 압박되면 발바닥 감각에까지 문제가 생깁니다.

발바닥에 저린감이 느껴질 때는 '발 가위바위보' 체조를 추천합니다. 발가락을 움직이면 발바닥의 근육과 힘줄이 늘어나 근막(근육을 감싸는 얇은 막)을 풀어줄 수 있습니다. 대부분의 현대인은 평소에 맨발로 바닥을 힘껏 밟고 서는 일이 매우 적기 때문에 발가락을 거의 움직이지 않습니다. 발가락 체조로 발바닥의 신경을 자극하면 저린감을 줄이는 데 도움이 됩니다.

또 척추관 협착증에 의한 저린감을 완화하려면 스트레스를 받지 않도록 주의해야 합니다. 이때까지의 많은 환자 가운데 저린감이 호전되지 않는다고 걱정하던 사람들은 대체로 매사에 꼼꼼하고 민감하게 반응하는 유형이 많았습니다. 아주 작은 변화라 할지라도 '이전보다 증상의 정도나 빈도 등이 줄었네' 하며 증상의 변화를 긍정적으로 받아들이는 자세가 필요합니다.

발바닥 통증 완화 체조
발 가위바위보

1세트 → 1분 동안 좌우 10회씩   목표 → 하루에 2~3세트

가위	바위	보

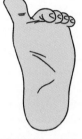
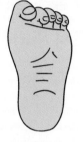
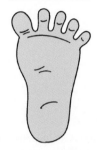

엄지발가락만 펴고 나머지 발가락은 접는다.

모든 발가락을 접는다.

발가락 사이가 벌어지도록 모든 발가락을 편다.

오른쪽 발가락으로 10회 가위바위보를 한 후 왼쪽 발가락으로도 10회 똑같이 진행한다.

◎ 이렇게 해보세요 ◎

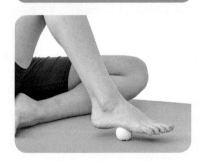

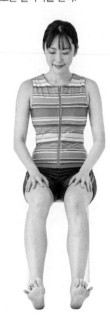

골프공을 바닥에 두고 발로 밟아 발바닥과 발가락을 전후, 좌우로 움직이며 마사지해도 좋다.

상체를 앞으로 숙일 때
반드시 주의할 점

바닥에 놓인 물건을 들어 올릴 때, 양말이나 신발을 신을 때, 떨어진 물건을 주울 때, 고개 숙여 인사할 때 등 일상생활에서 상체를 기울여 앞으로 숙이는 자세를 취해야 할 일이 많습니다. 이때 고관절에 중심을 두고 숙이지 않으면 상반신의 무게가 요추에 집중되어 하중이 크게 실립니다. 계속해서 요추에 무리한 부담이 가해지면 요추를 지탱하는 황색인대가 손가락에 생기는 굳은살처럼 두꺼워져 척추관 쪽으로 튀어나오게 됩니다. 그러면 척추관이 좁아지고 신경이 압박되어 척추관 협착증을 일으킵니다.

고관절은 평소에 의식해서 움직일 기회가 상대적으로 적은 관절입니다. 그러므로 움직일 수 있는 범위가 줄어들었다는 사실을 자각하기 매우 어렵습니다. 항상 고관절을 사용해야 한다는 사실을 잊지 말고, 상체를 앞으로 숙일 때는 고관절을 기울여 움직이도록 의식해야 합니다.

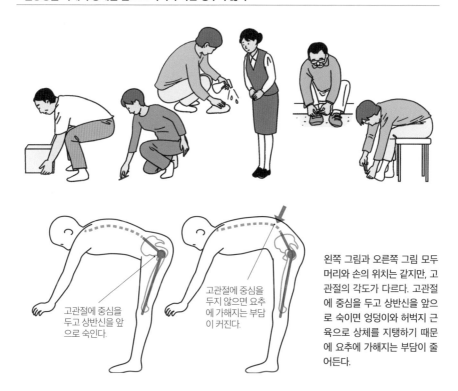

고관절에 중심을 두고 상반신을 앞으로 숙인다.

고관절에 중심을 두지 않으면 요추에 가해지는 부담이 커진다.

왼쪽 그림과 오른쪽 그림 모두 머리와 손의 위치는 같지만, 고관절의 각도가 다르다. 고관절에 중심을 두고 상반신을 앞으로 숙이면 엉덩이와 허벅지 근육으로 상체를 지탱하기 때문에 요추에 가해지는 부담이 줄어든다.

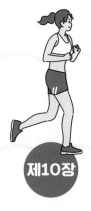

제10장

허리 통증을 없애는
최신 치료법

● 와타나베 고타 ●

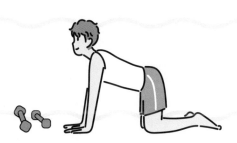

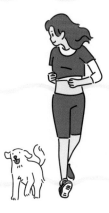

척추관 협착증의
약물 요법

———————

척추관 협착증 치료에 쓰이는 약물 요법의 첫 번째 목적은 통증 없이 일상생활을 할 수 있게끔 하는 것입니다. 운동 요법을 무리 없이 실천하기 위해서도 통증 조절이 중요하므로 먼저 진통제를 처방합니다. 단, 척추관 협착증에 의하여 발생하는 증상들은 진통제만으로 개선되지는 않습니다. 그래서 동시에 다른 약을 복용하며 예후를 지켜보아야 합니다.

대개 진통제와 함께 처방되는 약은 혈관확장제(리마프로스트)입니다. 현재 척추관 협착증의 약물 요법에 많이 쓰이며 부작용도 적고 간헐적 파행을 개선하는 효과가 있어 보행 거리가 늘었다는 사례가 다수 보고되고 있습니다. 이외에도 환자분의 증상에 맞추어 항우울제, 근육이완제, 비타민 B12 등을 처방하기도 합니다. 또 이전의 진통제와는 다른 원리로 작용하여 통증을 완화하는 말초신경병증성 통증 치료제(프레가발린, 미로가발린베실산염)가

치료에 사용되면서, 이전까지는 진통제로 효과를 보지 못했지만 최신 약물 요법으로는 증상이 개선되었다는 사례가 늘고 있습니다.

치료 목적에 따른 주된 내복약은 다음과 같습니다.

① 진통제

› 비스테로이드 항염증제(NSAIDs)

통증 유발 물질을 만드는 산소를 억제하여 통증을 완화하고 염증을 가라앉힙니다. 일반적으로 널리 사용되는 진통제입니다. 부작용으로 위장관병증(복통, 구역질, 위궤양 등), 신장병증을 유발할 수 있습니다.

› 아세트아미노펜 진통제

1890년대부터 사용된 효과 빠른 진통제입니다. 흔히 '타이레놀'이라는 제품명으로 알려져 있으며 미국과 유럽에서 가장 많이 쓰이는 약물입니다. 부작용이 비교적 적은 편입니다.

› 오피오이드 진통제

대뇌 및 척수에 작용하여 신경으로 신호가 전달되는 것을 막음으로써 통증을 완화합니다. 진통 효과가 강한 약제이므로 비스테로이드항염증제로 효과를 보지 못할 때 쓰입니다. 하지만 변비나 구역질 등의 강한 부작용이 나타날 수 있습니다.

▶ 말초신경병증성 통증 치료제

통증을 뇌로 전달하는 신경에 문제가 생겨 발생하는 통증 및 저린감에 효과적인 진통제입니다.

▶ 항우울제

대뇌의 배외측 전전두피질^{DLPFC}의 기능이 저하되면 부정적인 감정이 늘어나 통증을 더 크게 느끼므로 항우울제 중에서도 만성 요통에 의한 통증 치료제로 인정받은 둘록세틴을 투여하기도 합니다. 일본의 통증의학과나 세계통증연구학회^{IASP}의 진단 기준 가이드라인에서 만성 통증을 치료하는 데 최우선으로 투여되는 약물로 지정되어 있어 척추관 협착증의 치료에서는 진통 보조제로 사용됩니다.

② 혈관확장제(리마프로스트)

호르몬과 비슷한 역할을 하는 프로스타글란딘이 활성화되어 혈관벽의 근육을 이완시키고 혈관을 늘려 혈류를 개선하는 약(프로스타글란딘 E1 유도체 약제)입니다. 압박되던 신경 주변의 통증이나 저린감을 개선하는 작용 외에도 경증 및 중증의 간헐적 파행에도 효과가 있다고 보고됩니다. 부작용이 적어 척추관 협착증의 치료에서는 비교적 중증인 마미형, 혼합형에 쓰이는데 다리의 저린감이나 간헐적 파행이 개선되었다는 사례가 다수 보고되었습니다.

③ 근육이완제

통증 때문에 오랫동안 근육을 웅크린 채 있으면 통증이 더 심해지고 근육은 계속해서 더욱 뭉쳐 경직되는 악순환이 반복됩니다. 근육이완제는 중추신경에 작용하여 근육을 이완시키고 통증은 완화합니다.

④ 비타민 B12

좁아진 척추관에 압박되어 손상된 말초신경을 회복하고 재생하는 효과가 있다고 보고됩니다.

척추관 협착증의
물리치료 및 장비 요법

척추관 협착증의 물리치료 및 장비 요법으로는 견인 치료, 초음파 치료, 허리 보호대 코르셋 착용 등이 있습니다.

① 견인 치료, 초음파 치료

견인 치료는 척추 등을 전용 기구로 잡아당기는 물리적 요법입니다. 척추의 인대를 늘이면 신경을 짓누르던 압박이 이완되고 근육이 늘어나 혈류가 개선됩니다. 그리고 초음파 치료는 환부에 고주파수의 초음파(사람 귀에는 들리지 않는 20kHz 이상의 소리)를 직접 쏘았을 때 생기는 열과 에너지로 혈류를 개선하고 근육을 이완시켜 허리와 다리의 통증 및 저린감을 완화하는 치료법입니다.

단, 일본정형외과학회가 펴낸『요통 진단 가이드라인』腰痛診療ガイドライン(2019

년 개정 제2판)』과 『허리 척추관 협착증 진료 가이드라인^{腰部脊柱管狭窄症診療ガイドライン}

(2011)』에 따르면, 견인 치료와 초음파 치료 모두 효과 측면에서는 충분한 과학적 근거가 부족하다고 합니다. 위 치료법으로 증상이 호전된다면 계속 치료해도 좋지만, 한두 달이 지나도 별다른 변화가 느껴지지 않는다면 다른 치료법으로 바꾸는 편이 좋습니다.

② 허리 보호대 코르셋

코르셋은 불안정한 요추를 고정해서 움직임을 제한함으로써 자세를 유지하게끔 돕는 장비인데, 주로 체간의 움직임 전체를 완벽히 제한하는 '강성 코르셋'과 비교적 자유롭게 움직일 수 있는 '신축성 코르셋'으로 나뉩니다. 강성 코르셋은 요추 수술 후에 허리를 고정하는 데 이용되고, 척추관 협착증의 보존 요법에는 대체로 신축성 코르셋이 쓰입니다.

통증이 심한 경우에는 몸통을 감싸는 폭이 넓고 단단한 지지대가 세로로 심어진 코르셋을 사용하다가 통증이 경감되면 지지대가 없는 간이 타입으로 교체합니다.

코르셋을 착용하니 통증이 가라앉아 간헐적 파행이 개선되어 보행 거리가 늘었다는 사례가 다수 보고된 바 있습니다. 하지만 코르셋에 의지하기만 하는 것은 바람직하지 않습니다. 가장 중요한 코어 근육의 운동 기능이 저하되어 요추를 지지하는 근력 또한 약해지므로 증상이 더 악화될 가능성이 크기 때문입니다.

코르셋을 착용하여 통증이 경감되었다면 허리에 부담이 되는 작업을 할 때만 착용하도록 사용에 제한을 두고, 무리하지 않는 범위에서 운동 요법으로 코어 근육을 강화하는 편이 좋습니다.

효과는 빠르지만 지속력은 떨어지는
신경 주사 요법

신경 주사 요법은 아픈 부위의 신경 주위에 국소마취제 또는 스테로이드와 국소마취제를 혼합한 약제를 주사하는 치료법입니다. 환부에만 주사를 놓기 때문에 효과가 빠르게 나타나며 통증 완화에 탁월합니다.

국소마취제는 감각 신경의 흥분을 잠재워 통증 신호가 뇌로 전달되는 것을 일시적으로 막습니다. 또 혈관을 확장해 혈류를 늘리거나 통증으로에 경직된 근육을 풀어주어 증상을 완화합니다. 개인마다 지속 효과가 다른데, 한 번만으로도 통증이 해소되는 사람도 있는가 하면 지속적으로 맞다 보니 호전되었다는 사람도 있습니다. 반대로 그다지 효과를 보지 못했다거나 약효가 오래 가지 않았다는 사람, 혹은 거듭해서 주사를 맞다 보니 점점 지속력이 짧아졌다는 사람도 많습니다. 신경 주사는 주사를 놓는 부위에 따라 오른쪽 그림과 같은 종류가 있습니다.

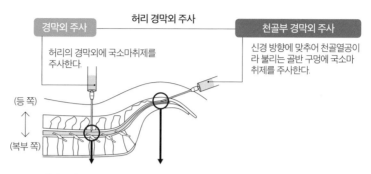

허리 경막외 주사

경막외 주사

허리의 경막외에 국소마취제를
주사한다.

천골부 경막외 주사

신경 방향에 맞추어 천골열공이
라 불리는 골반 구멍에 국소마
취제를 주사한다.

(등 쪽)

(복부 쪽)

경막의 바깥쪽에 국소마취제를 주입하여 통증의 전달을 차단한다.

신경뿌리 주사

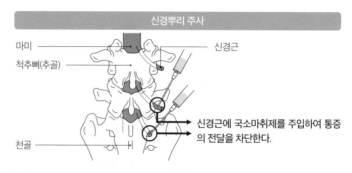

마미

척추뼈(추골)

신경근

천골

신경근에 국소마취제를 주입하여 통증
의 전달을 차단한다.

트리거 포인트 주사

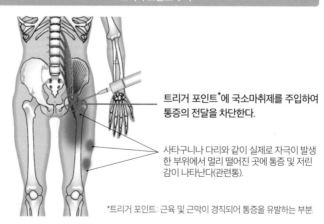

트리거 포인트*에 국소마취제를 주입하여
통증의 전달을 차단한다.

사타구니나 다리와 같이 실제로 자극이 발생
한 부위에서 멀리 떨어진 곳에 통증 및 저린
감이 나타난다(관련통).

*트리거 포인트 : 근육 및 근막이 경직되어 통증을 유발하는 부분.

신경 주사는 단기적으로 보면 뛰어난 효과를 자랑하지만, 장기적인 효과를 뒷받침하는 과학적 근거가 충분하지 않습니다. 대체로 진통제를 먹어도 효과가 없거나 극심한 통증을 더는 견디기 어려울 때 쓰이는 요법입니다. 참을 수 없는 통증으로 힘들다면 대증 요법으로 신경 주사를 맞고, 차차 증상이 완화되면 무리하지 않는 범위에서 운동 요법 등의 치료로 전환하는 편이 좋습니다.

척추관을 넓혀 신경 압박을
완화하는 감압술

하지 마비나 배뇨 및 배변 장애 등 중증의 마미형 증상을 보인다면 수술을 서둘러야 합니다. 또 운동 요법이나 약물 요법 등의 보존 요법을 3~6개월 정도 지속하여도 통증 및 저린감, 간헐적 파행과 같은 증상이 개선되지 않는 경우 또한 수술을 검토해보아야 합니다.

척추관 협착증의 수술은 크게 나누어 두 가지 종류가 있습니다. 수술로 척추관을 넓혀 신경을 짓누르는 압박을 완화하는 '감압술'과 나사못으로 요추를 고정하는 '고정술'이 있습니다. 먼저 감압술에 대해 설명하겠습니다.

감압술은 여러 방법이 있지만, 크게 나누면 허리의 피부를 절개해서 수술 부위를 육안이나 확대경으로 직접 보며 진행하는 '통상법'과 절개한 수술 부위를 현미경으로 확인하면서 진행하는 '현미경법', 그리고 절개부에 원통형의 기구(원통형 견인기)를 집어넣어 내시경으로 수술 부위를 확인하며

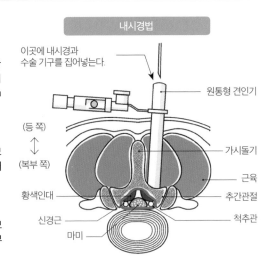

● 통상법
허리 부위를 절개하여 육안 또는 확대경으로 수술 부위를 직접 보면서 수술한다. 피부 절개 부위는 4~5cm 정도이다.

● 현미경법
현미경을 이용하여 수술 부위를 모니터로 보면서 수술한다. 피부 절개 부위는 2.5~3cm 정도이다.

● 내시경법
내시경을 이용하여 수술 부위를 모니터로 확인하면서 수술한다. 피부 절개 부위는 1~2cm 정도이다.

내시경법

이곳에 내시경과 수술 기구를 집어넣는다.

원통형 견인기

(등 쪽)
↕
(복부 쪽)

가시돌기

근육

황색인대

추간관절

신경근

척추관

마미

진행하는 '내시경법'으로 총 세 종류가 있습니다.

　최근에는 절개 부위가 작아 몸에 부담이 덜한 내시경법으로 수술하는 경우가 많은데, 신경에 가해지는 압박만 적절히 완화된다면 어느 수술법이든 좋은 예후를 기대할 수 있습니다. 제가 개발한 '극돌기 종할식 추궁 절개술'은 수술 부위를 직접 눈으로 보는 통상법으로 진행하지만, 요추의 등 쪽 중앙에 있는 가시돌기를 세로로 절개하여 좌우로 벌리기 때문에 시인성이 매우 좋고 수술 시간이 짧아 환자분의 부담이 훨씬 줄어듭니다. 등 근육을 건드리지 않는 수술법이기 때문에 수술 후에 회복이 빠르다는 장점이 있습니다.

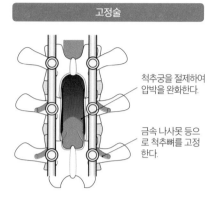

제압술	고정술

제압술

부분 척추궁 절제술, 척추궁 형성술

척추궁 및 인대의 일부분을 절제하여 신경 압박을 완화한다.

현재는 대체로 척추관 협착증의 원인이 되는 척추궁의 신경을 압박하는 뼈와 황색인대를 부분적으로 절제해 되도록 척추궁을 남긴다.

고정술

척추궁을 절제하여 압박을 완화한다.

금속 나사못 등으로 척추뼈를 고정한다.

여러 곳에서 협착이 발생했거나 척추전방전위증, 측만증, 노화 등에 의하여 추간관절이 변형되어 척추가 불안정하다면 제압술로 신경 압박을 완화한 후 금속제 나사못 등으로 척추뼈 사이를 조여 고정한다.

과거에 추궁 절제술이라 불리던 제압술은 광범위에 걸쳐 척추궁을 제거하는 방법인데, 뼈를 깎는 범위가 넓을수록 요추가 불안정해지므로 환자분의 부담이 커져 현재는 거의 시행되지 않는 수술법입니다. 요즘은 대개 '부분 척추궁 절제술'이나 '척추궁 형성술' 등 신경 압박과 관계된 뼈와 황색인대만을 최소한으로 절제하여 되도록 척추궁을 남기는 방법으로 진행됩니다.

수술하여 신경을 짓누르는 압박을 완화하면 대부분 허리와 다리의 통증이 해소되어 간헐적 파행이 눈에 띄게 개선됩니다. 단, 저린감은 여전하다는 사례가 제법 있습니다. 오랫동안 압박된 신경은 수술해도 완전히는 회복되지 않거나 회복하는 데 상당한 시간이 걸리기 때문이라고 분석합니다. 혹은 수술 후에 남은 저린감의 원인이 척추관 협착증이 아닐 가능성도 있습니다. 특히 고령자의 경우, 폐쇄동맥경화증 등 다리의 동맥경화 때문에 저린감이 발생하는 사례도 있어 원인에 맞는 치료가 이루어져야 합니다.

흔들리는 요추를
완전히 고정시키는 고정술

척추관 협착증에서 이용되는 또 다른 수술법인 '고정술'은 나사못 등으로 요추를 고정하는 방법입니다. 일반적으로 고정술만 시행하지는 않고, 감압술로 신경을 짓누르는 압박을 줄인 후에 고정술을 진행합니다.

이 수술의 대상이 되는 환자는 요추가 흔들려 불안정한 사람입니다. 척추전방전위증 및 척추측만증이 있거나 상부 요추(1번 요추~3번 요추)에서 척추관이 협착된 사람은 요추가 흔들려 바른 자세를 유지하지 못할 확률이 높기 때문에 고정술을 권하는 경우가 많습니다.

최신에 개발된 고정술 'XLIF(최소 침습 척추 고정술)'는 옆구리 부위를 조금만 절개해 중요한 신경은 피해가며 디스크 안에 인공 뼈를 이식한 후 허리를 금속 나사못 등으로 고정하는 수술입니다. 척추의 손상을 최소화하면서 뼈 또한 깎지 않고 감압과 고정 모두 진행할 수 있는 혁신적인 방법이지만,

수술 전

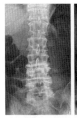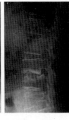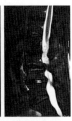

옆구리 부위를 조금만 절개하여 요추의 디스크 안에 인공 뼈를 이식하여 압박을 줄인 후 나사못 등으로 고정하는 방법이다.

수술 후

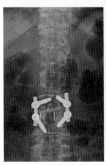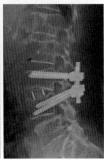

83세 여성의 요추 수술 전후 모습이다. 4번 요추의 척추체가 골절되면서 발생한 퇴행성 척추전방전위증 치료를 위하여 XLIF와 후방 고정술을 함께 진행했다. 수술 전에는 척추관 협착에 의한 통증 때문에 몇 걸음밖에 걷지 못했는데 수술한 후에는 통증이 모두 사라졌다.

현재 이 수술이 가능한 의료 기관은 매우 한정적입니다.

고정술을 진행하면 고정된 요추는 움직이지 않게 되므로 더는 척추관이 협착되지 않습니다. 그러나 수술하고 몇 년이 지난 후 수술한 부위가 아닌 다른 부위에서 척추관이 좁아지는 사례도 적지 않습니다. 고정한 요추 이외의 척추에 부담이 가해지기 쉽다는 점과 척추관 협착증은 나이가 들수록 발병하기 쉽다는 점을 고려하면 어쩔 수 없는 한계이기도 합니다.

감압술만 진행할지 아니면 고정술도 함께 진행할지는 증상의 정도 및 연령, 환자분의 의사 등 여러 요소를 신중하게 검토하여 결정해야 합니다. 주치의와 충분히 상의했다 할지라도 제시된 수술법이 조금이라도 불안하게 느껴진다면 다른 의사에게 2차 소견을 구하는 것도 좋습니다.

척추관 협착증,
수술만이 답이 아니다

척추관 협착증은 정형외과 분야에서도 현재 가장 눈에 띄게 급증하는 허리 통증의 대표 원인입니다. 척추관 협착증의 가장 큰 문제는 이렇게나 흔한 질병인데 의사에 따라 진단 기준이 다르고, 최적의 치료법을 아직 찾지 못했다는 것입니다.

그래서 일반적으로 정형외과에서 진행하는 치료는 먼저 혈관확장제나 진통제를 투여하고 통증이 심할 때는 신경 차단 주사를 놓는 것입니다. 그 또한 효과가 미미해져 일상생활에 다시 지장이 생기거나 다리의 마비 또는 배뇨 및 배변 장애 등 중증의 신경 증상이 나타나면 수술을 해야 하는 경우가 대부분입니다. 이것이 표준적인 치료 수순입니다. 단, 수술해도 모두 해결되지는 않고, 수술 후에 저린감이 남는다거나 몇 년 후에 재발하여 재수술이 필요하다는 사례 또한 많이 보고됩니다.

그러한 가운데 환자분들의 증상 개선 및 운동 기능 회복에 효과적이라며 전문의들 사이에서 급격하게 주목받고 있는 치료법이 바로 '운동 요법' 입니다.

운동 요법이 높게 평가받는 주된 이유는 다음과 같습니다.

① 자기 힘으로 직접 몸을 움직이기 때문에 다칠 위험이 적어 안전하다.

② 특별한 준비물이나 기구가 필요 없으므로 큰 비용을 들이지 않아도 된다.

③ 스스로 효과를 확인하면서 진행할 수 있으므로 증상 완화에 도움이 된다.

④ 증상이 악화되면서 느끼는 스트레스가 줄어든다.

이러한 이유로 앞으로 운동 요법의 중요성은 분명 더욱 높아질 것입니다. 척추관 협착증이라고 진단을 받았다면 반드시 먼저 전문의에게 진찰을 받고, 운동 요법을 꾸준히 실천하기를 권장합니다. 운동법을 잘 모르겠다면 정형외과 의사나 물리 치료사에게 조언을 구하고 지도를 받는 것도 좋습니다.

수술을 결정하기 전에도 과연 지금까지 운동 요법을 성실히 실천했는지 스스로 물어보시기를 바랍니다. 증상이 개선될 여지가 아직 남았을지도 모르기 때문입니다. 이미 수술을 받았다 할지라도 수술 후의 회복 및 재발 방지, 그리고 운동 기능의 유지를 위하여 운동 요법을 꼭 익히고 열심히 따라 하시기를 바랍니다.

여러분이 후회 없는 선택을 하는 데 이 책이 도움이 되었으면 좋겠습니다. 이 책을 읽은 모든 분께서 스스로 몸의 통증을 치료하는 '1분 체조'와 함께 오늘보다 내일 더 건강하시기를 간절히 기원합니다.

후쿠시마현 건강의료대책감
후쿠시마현립의과대학 전 이사장 겸 학장
기쿠치 신이치

———
———

저자 소개

후쿠시마현 건강의료대책감
후쿠시마현립의과대학 전 이사장 겸 학장
● 기쿠치 신이치

후쿠시마현립의과대학 정형외과 교수직을 거쳐 척추외과학 분야 세계 최고 권위를 자랑하는 의학 저널 『Spine』의 부편집장, 세계요추연구학회(ISSLS) 회장, 일본요통학회 이사, 일본척추외과학회 이사장 등의 요직을 역임했고, 2019년에 세계요추연구학회에서 윌츠 평생 공로상을 받았다. 허리 통증 연구를 필생의 과업으로 삼고 있다.

와세다대학 스포츠과학학술원 교수
정형외과 전문의
● 가네오카 고지

쓰쿠바대학 임상의학계 정형외과 강사를 거쳐 2007년부터 와세다대학에서 스포츠의학 및 운동 요법의 교육과 연구에 임하고 있다. 시드니, 아테네, 베이징 올림픽의 수영팀 주치의와 런던 올림픽 JOC 본부의 주치의를 역임했고, 현재 일본정형외과학회 전문의 겸 척추 및 척수 질환 의사, 일본수영연맹 이사 및 의사위원장을 맡고 있다. 엉덩허리근 연구에 근거한 운동 요법을 활용하는 허리 통증 예방 및 치료 분야의 일인자이다.

데이쿄과학대학 의학교육센터 특임 교수

● 와타라이 고지

도쿄대학 의학부를 졸업한 후, 데이쿄대학 의학부 정형외과 강사, 도쿄대학 대학원 생명환경과학계 신체운동연구실 준교수, 데이쿄헤이세이대학 대학원 건강과학연구과 교수 등을 거쳐 2018년부터 현직에 임하고 있다. 스포츠 선수의 만성 질환을 비롯한 스포츠의학, 신체운동과학 분야의 일인자이며 근래에는 고령자의 운동기능저하증후군(로코모티브 신드롬)을 위한 운동 기능 개선 연구에 힘쓰고 있다.

AR-Ex 척추 클리닉 원장

● 요시하라 기요시

데이쿄대학 의학부 부속 미조구치병원 정형외과 강사, 산겐자야 제1병원 정형외과 부장을 거쳐 현직에 임하고 있다. 일본정형외과학회 정형외과 전문의 겸 척추 및 척수 질환 의사, 척추 내시경 수술 기술 인정 의사, 일본척추외과학회 지도 의사, 일본내시경외과학회 기술 인정 의사를 역임하고 있다. 척추 내시경 수술 건수는 4,000건이 넘으며 피트니스 트레이너이자 허리 통증 전문의다.

게이오기주쿠대학 의학부 정형외과 준교수

● **와타나베 고타**

게이오기주쿠대학 의학부를 졸업하고 미국 워싱턴대학 정형외과에 유학 후, 게이오기주쿠대학 의학부 강사를 거쳐 같은 대학의 정형외과 준교수와 척추 및 척수 진료팀 전문의를 맡고 있다. 이외에도 일본정형외과학회 전문의 겸 척추 및 척수 질환 외과 지도의, 일본척추기구고정술학회 평의원, 일본측만증학회 이사, 일본척추외과학회 평의원을 역임하고 있다.

옮긴이 **이지현**

어린 시절을 일본에서 보내며 현지 웅변대회 역대 최연소 우승이라는 제목으로 신문에 실리는 등 줄곧 양국의 언어 연구와 한일 관계에 대한 번뇌를 숙명이라 여기며 자랐다. 그 결집체로 논문 「일본인의 국민성에 관한 고찰」을 발표하며 와세다대학교 문화구상학부를 졸업한 후 번역가가 되겠다는 일념으로 귀국하여 현재 바른번역 소속 출판 번역가로 활동 중이다.

통증 없는 개운한 아침을 만드는 1분 체조
허리 좀 펴고 삽시다

초판 1쇄 발행 2021년 10월 25일
초판 2쇄 발행 2022년 5월 13일

지은이 기쿠치 신이치·가네오카 고지·와타라이 고지·요시하라 기요시·와타나베 고타
옮긴이 이지현
펴낸이 김선준

책임편집 이주영 **편집1팀장** 임나리 **디자인** 김세민
마케팅 권두리, 신동빈 **마케팅** 조아란, 이은정, 유채원, 권희, 유준상
경영지원 송현주, 권송이

펴낸곳 ㈜콘텐츠그룹 포레스트 **출판등록** 2021년 4월 16일 제2021-000079호
주소 서울시 영등포구 여의대로 108 파크원타워1 28층
전화 02) 332-5855 **팩스** 070) 4170-4865
홈페이지 www.forestbooks.co.kr
종이 ㈜월드페이퍼 **출력·인쇄·후가공·제본** 더블비

ISBN 979-11-91347-49-4(03510)